AF329588

MANUEL

SUR LES MOYENS

DE

CALMER LA SOIF

ET DE

PRÉVENIR LA FIÈVRE,

Par D. B. Quatremère - Disjonval, Membre de ia ci-devant Académie Royale des Sciences de Paris, Adjudant-Commandant ci-devant employé aux Armées de Hollande, d'Italie et de Saint-Domingue.

In nova fert animus mutatas dicere formas
Corpora. .   *Ovid. Metam., lib.* 1.

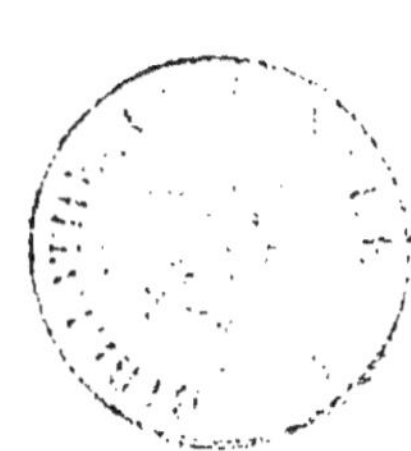

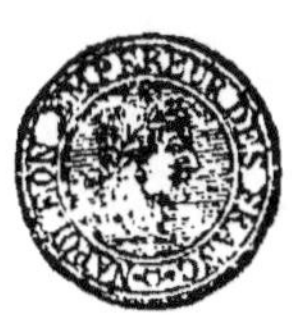

A CHALONS-SUR-MARNE,

De l'Imprimerie de Mercier.

A SA MAJESTÉ

IMPÉRIALE ET ROYALE

NAPOLÉON Ier,

COMME

PROTECTEUR DES DÉCOUVERTES UTILES,

ET

PÈRE DE SES SUJETS,

EN FRANCE COMME EN ITALIE.

AVIS DE L'ÉDITEUR.

On demandait depuis long-temps la réimpression du recueil de pièces tendantes à prouver l'inconvenance du vinaigre pour aciduler la boisson des hommes de guerre (par conséquent celle des moissonneurs,) et à y substituer un mélange d'acide sulfurique et de crême de tartre ou de tartrite acidule de potasse. Mais on n'offrait pas à l'auteur , comme nous avons eu la satisfaction de le faire , nombre de pièces inédites sur la même discussion ou sur le même sujet. Lorsque M. Quatremère-Disjonval a vu qu'on nous remettait de toutes parts des pièces qui n'avaient point paru dans son premier recueil , et que ces pièces , loin d'avoir rien perdu de leur intérêt , devaient à cet intérêt même de reparaître entre nos mains , il a cédé à notre empressement.

Il voulait d'abord ne point suivre d'autre plan que celui de son premier recueil , et se contenter de faire autant de recueils séparés qu'en exigeaient ses nouvelles observations , tant sur le moyen de faire disparaître les citrons de la pharmacie , de la cuisine , du laboratoire des limonadiers , que sur le moyen de brûler ou torréfier le Café sans évaporation. Mais nous lui avons représenté que , bien que sa nouvelle doctrine sur chacun de ces objets fût très-réellement contenue dans la réunion des pièces qu'il comptait présenter , beaucoup de lecteurs pourraient n'y pas trouver une discussion assez suivie , assez méthodique de matières si importantes. Nous l'avons engagé à fondre , dans une instruction préliminaire , tout ce que ses trois recueils contenaient de plus didactique , de plus utile , de plus propre à justifier son titre ; et telle est l'origine de l'instruction générale qui se présente avant tout.

S'il faut ajouter quelques mots sur les trois recueils de pièces qui viennent ensuite , nous dirons que le premier ne diffère en rien de l'édition in-4.º jusqu'à la lettre du professeur Brugnatelli qui n'était que relatée dans cette édition , et qui se trouve toute entière dans l'édition présente. Le célèbre chimiste de l'université de Pavie n'eût-il fait qu'y exposer

en termes si énergiques les malheurs incalcu-
lables , auxquels une consommation plus
grande encore de l'eau-de-vie de vin expo-
serait le genre humain , nous pensons qu'on
nous saura le plus grand gré de la produire
dans toute son intégrité pour la première
fois. Ç'avait été peut-être une indifférence
ou une retenue trop grande à l'auteur de
livrer à l'impression dans l'édition in-4.º la
lettre du professeur Moscaty, sans la faire
précéder de celle à laquelle le savant médecin
n'a proprement fait que répondre. Une pro-
vocation qui , indépendamment de nouvelles
applications chimiques , nous apprend des
choses si curieuses sur les propriétés vraiment miraculeuses du bois de Mélèze , ne
pouvait qu'honorer l'auteur en attendant
qu'on eût le plaisir d'entendre l'illustre Moscaty. Quant à la lettre des trois Officiers
sur les machines ainsi que sur les boissons
dues à l'auteur , et qui paraît également
pour la première fois , nous ne trouvons
dans aucune des pièces antérieures ou posté-
rieures rien d'aussi séduisant , si ce n'est
par le savoir, au moins par la franchise ; et
nous publions , avec une véritable recon-

naissance , que c'est à M. Boisselle , un des négocians les plus instruits de cette ville , que nous la devons.

Plus tard nous aurions pu rendre bien plus riche le recueil de pièces relatives à l'inutilité des citrons pour obtenir une limonade aussi salutaire qu'agréable , et qui sont presque toutes dues à la campagne de l'auteur en Hollande pendant l'an 12. Un autre négociant de nos environs, qui a été militaire lui-même , et qui va partir pour la Hollande est muni de toutes les autorisations nécessaires pour rechercher , soit à Utrecht , soit à Amsterdam , les papiers relatifs à ses travaux , que M. Quatremère y a laissés. Nous donnons , en attendant, le peu dont il s'est trouvé nanti. Un nombre de lettres de M. Vandenvoshol , qui manquent, auraient présenté les effusions d'un littérateur, d'un physicien, d'un naturaliste , d'un chimiste, d'un militaire , comme il arrive bien rarement de les trouver réunis dans un seul individu.

Nous pouvons donner des renseignemens plus amples , sur le troisième recueil relatif au moyen de brûler ou torréfier le café sans aucune évaporation. Cette production est presqu'entièrement due à notre ville ; ou du moins voici les seules parties de la discussion, comme de l'importation, qui aient précédé l'arrivée de M. Quatremère dans nos murs. Ce savant, principalement occupé de trouver de nouvelles applications de la méchanique ou de la chimie, avait employé l'été si brûlant de l'année dernière (1807) à examiner avec M. P. M. Des Ursins (de Nantes) tout ce qu'on pouvait opposer aux effets si dévorans et si délétères d'une chaleur, qui est plus violente que continue. Ces MM. s'accordaient sur tous les points, excepté sur celui du café. M. Quatremère prétendait qu'il devait être opposé, comme la digue la plus forte de toutes, à la soif et à fièvre. M. Des Ursins quoiqu'accoutumé à prendre le café sans sucre, et par cela même plus à portée de reconnaître avec la dernière exactitude quels pouvaient être ses effets sur le moral et le physique, soutenait qu'il lui était impossible d'observer les effets quelconques du café, parce qu'avant tout le café produisait sur lui une irritation, une agitation, qui lui ôtaient tout moyen de s'observer. Tels doivent être sans doute en matière de science les vrais amis. M. Quatremère qui probablement, à raison de son âge plus avancé, n'éprouvait pas autant de crispation, en buvant constamment dans la même coupe que son jeune émule, (M. Des Ursins qui rivalise déjà avec tous les littérateurs et savans n'a que 22 ans) M. Quatremère, disons-nous, qui n'éprouvait pas tout à fait autant de désordre dans son moral et son physique, mais qui en éprouvait cependant, vint enfin à soupçonner que c'était uniquement du vice de la torréfaction telle qu'on l'opère chez nous, que provenait tout le mal. Il se ressouvint de l'innocuité de la délicieuse boisson, sous le ciel de Naples, Rome, Milan, Turin. Et delà tout le nouveau travail sur le moyen, enfin reconnu très-réel, de torréfier le café sans évaporation ; CE QUI LUI ÔTE TOUTE SON IRRITATION.

INSTRUCTION GÉNÉRALE.

JE me croyais de toutes manières exempt de reprendre la plumé pour composer cette instruction. D'heureuses circonstances avaient fait retrouver des pièces détachées on ne peut plus intéressantes, sur les différens points, dont la mauvaise foi essaie de prolonger la controverse. Je regardais comme un nouveau triomphe bien suffisant à la justice de ma cause, et les pièces retrouvées sur la campagne de l'Italie en l'an 8, et celles que je n'avais pas perdues sur la campagne de Hollande en l'an 12. Quoique ces dernières n'eussent pas pour principal objet la discussion des meilleures boissons agricoles et militaires, ce qui s'y en est glissé par occasion me paraissait bien assez confirmatif, pour qu'on en pût déduire soi-même combien est absurde la déperdition de vinaigre, qui continue à avoir lieu, et dans les champs de l'agriculture, et sur les champs de bataille. Un seul motif m'a décidé. C'est précisément celui de toutes les excursions qui se trouvent étrangères à la soif ainsi qu'à la fièvre, dans les pièces dues à la campagne de Hollande surtout. Les personnes qui ont peu le temps de lire auraient pu objecter que les détails historiques sur l'établissement d'un nouveau rouissage en Hollande, quoique très-activement dirigés vers le but de prévenir la fièvre, n'avaient aucun rapport à celui de calmer la soif ; et que les confidences momentanées d'un chef à ses subordonnés, de ces subordonnés à leur chef, ne coïncidaient ni avec l'une ni avec l'autre. Sans regretter donc d'avoir produit ces pièces dans toute leur étendue, et ne regrettant au contraire que d'avoir eu tant de peine à rétablir celles qu'on trouve, pendant que je suis menacé de ne pouvoir plus déchiffrer celles qui ont été retrouvées trop long-temps après mon départ d'Utrecht dans une pièce souterraine ; je vais donner un apperçu général des principes et des faits, qui me mettent en état de prononcer qu'on peut calmer la soif en prévenant la fièvre.

J'aurai, je l'avoue, un bien grand désavantage à craindre, un bien grand obstacle à vaincre ; c'est qu'il ne s'agira dans tout cela que de la santé. Le genre humain est devenu depuis quelques temps d'une modestie, d'un désintéressement qui oblige, si on veut lui plaire, à ne pas surtout lui parler de lui. Un des effets aussi de la révolution et de nos victoires a été de nous accoutumer à voir périr les hommes par milliers, même par millions, sans seulement nous en occuper. Une autre circonstance enfin a achevé de remplir toute la place, que nous avions autrefois la bonté de nous accorder à nous-mêmes. Nos conquêtes nous ont rendu maîtres du pays de la terre, où il y a le plus de tableaux et de statues. Non seulement ceux qui par état avaient dû s'en occuper, mais encore des géomètres et des chimistes ont été induits à parcourir ces contrées, en s'occupant presque exclusivement de tableaux, de statues, de vases, de toutes les espèces de productions inanimées, qui avaient eu jusque-là le moins de part à leurs occupations. Si l'ancienne académie des Sciences elle-même s'est trouvée pour ainsi dire métamorphosée en académie de Peinture et de Sculpture, faut-il s'étonner que ceux qui n'avaient point d'autre profession aient prétendu, et aient été généralement aidés, à ce fédéralisme en faveur des arts du dessin, qui fait qu'on n'entend plus crier en tous lieux, par le décroteur comme par l'artiste, que les fameux mots . . . . c'est nature?

Je reviens donc à avouer que c'est à bien juste titre que, depuis deux ou trois ans, à peine ai-je pu une seule fois me faire entendre. On ne croirait pas que ceux qui ne sont appuyés que par des statues, fussent plus forts que ceux qui sont appuyés par leurs semblables. C'est cependant une des merveilles de l'époque présente, et ce dont je pourrais fournir de trop bonnes preuves. Mais comme il ne faut jamais céder entièrement à aucune espèce de délire; comme le devoir de ramener l'homme au soin de sa conservation est le plus sacré de tous; comme l'homme, ainsi qu'a dit Buffon, est vassal du ciel et roi de la terre; comme il est plus grand, dit Pascal, qu'un monde qui le tue, parceque l'homme sait qu'il meurt et que ce monde n'en sait rien; comme la peinture et la sculpture elles-mêmes ne s'élèvent à quelque importance, à quelque dignité, qu'en tant qu'elles retracent ses jouissances, ses peines, ses fonctions, ses passions, en un mot sa vie; je vais prendre l'homme au moment où l'ardeur de la saison et l'emploi excessif de ses facultés, lui faisant ressentir le tourment de la soif, le préparent aux convulsions de la fièvre.

Je pourrais ajouter au reste que cette manière de voir et de penser m'a été confirmée par Sa Majesté

Impériale et Royale même. Lorsque j'eus l'honneur de l'entretenir à Lausanne, immédiatement avant le passage des Alpes pour la bataille de Marengo, après lui avoir communiqué ce que je connaissais des différentes coupures de ces montagnes, et notamment de celle du Simplon, je crus bien faire de lui ajouter que j'avais traduit de Hollandais en Français les célèbres œuvres de Pierre Camper sur le véritable caractère de l'antique . . . . . . J'ai bien moins besoin d'antiques, me répondit Sa Majesté, que de soldats. Elles ne se sont point effacées, ni ne s'effaceront je l'espère en aucun temps de mon esprit et de mon cœur, ces paroles mémorables. Elles ont été pour moi comme le signal du second genre de triomphe que je devais procurer aux armes de ma patrie. Et si j'ai donné, immédiatement après la bataille de Marengo, le dernier rapport qui a bien pu décider la confection de l'immortelle route par le mont Simplon ; je n'ai pas moins réussi à fonder une nouvelle doctrine sur les moyens de calmer le besoin le plus impérieux de l'homme de guerre, accablé tout à la fois par la fatigue et par la chaleur.

Ce serait bien le plus sûr moyen de calmer la soif, que s'accoutumer dès l'enfance à la souffrir. Je ne crains pas d'ajouter que ce serait aussi de beaucoup le meilleur, parce qu'en prenant quelque boisson que ce puisse être hors de ses repas, on augmente toujours à l'instant même l'essor de la transpiration, et l'on se relâche de plus en plus tout le système organique. Mais comme le plus grand nombre des individus commençant ou finissant son institution, n'aura probablement pas la force de subir la privation énoncée ci-dessus ; je reviens à examiner ce que prescrivent les lois les plus générales sur ce premier article.

Qu'on se garde bien avant tout de croire que je me refuse, et que je prétende refuser à qui que ce soit, l'entière proportion de fluide que prennent ceux qui boivent pendant et hors de leurs repas. Il est très-essentiel de rétablir une sorte d'équilibre, entre la perte causée par la chaleur, ou par le travail, ou par tous deux ensemble, et la quantité de boisson qu'on absorbe. Ceux qui sont guéris du besoin de boire hors leurs repas doivent boire par certains temps et après certains exercices beaucoup plus en mangeant, que par d'autres temps et lorsqu'ils n'ont point subi ces exercices. J'ajouterai encore que je ne sais si le délai apporté à l'action de boire n'augmente pas beaucoup la jouissance, dont cette action est susceptible. Oui, je déclare que je résiste plus long-temps que la plupart des hommes à la soif, mais j'ajoute que personne ne trouve peut-être autant de plaisir à l'action de boire ; ce qui, comme le savent certaines personnes, a contribué plus que toute autre circonstance à me révéler ce que je professe sur l'origine des connaissances humaines. Mais je croirai toujours qu'on boit moins lorsqu'on boit moins souvent. Je croirai aussi toujours qu'on boit plus convenablement lorsqu'on boit en mangeant, parce que la boisson ne tombant pas à nu, si j'ose dire, sur les parois de l'estomach, l'affecte et le relâche bien moins. Je crois enfin qu'on boit aussi pour plus long‑temps, ou pour être rafraîchi beaucoup plus long-temps, lorsqu'on a soin de faire coincidèr la boisson avec les alimens, que si on prend la boisson toute seule et non unie à une base qui soit propre à la concentrer.

Mais ces préliminaires m'étant une fois accordés, il résultera toujours que ceux même qui auront assez de raison pour ne boire qu'à leurs repas, et qui n'ont que de l'eau pour boisson, doivent désirer ce qui peut tout à la fois rendre leur eau plus saine et plus tonique. Je dis plus saine, parce que trop souvent l'eau est ou bourbeuse, ou mêlée de différentes substances plus malsaines que le limon lui-même. On pourrait chercher à se rassurer sur cet inconvénient, par l'exemple des quadrupèdes de haute taille qui boivent habituellement de l'eau corrompue sans en souffrir ; par l'exemple surtout de ceux qui, comme le cheval et le mulet, frappent exprès du pied dans l'eau pour la rendre plus fangeuse. D'une part la grande différence de dimension des viscères, d'une autre la différence plus grande encore des alimens qui, pour ces animaux, sont bien moins susceptibles de putréfaction que pour nous ; quelques autres circonstances enfin, que le temps pourra découvrir, établissent incontestablement que si l'eau est le moins du monde altérée par de la vase et des substances végétales décomposées, la santé de l'homme s'en affecte. C'est ce qui a lieu dans les villes mêmes, toutes les fois que les rivières sont rendues troubles par des débordemens ; et c'est à quoi il convient avant tout d'obvier, par des additions à l'eau qui puissent en séparer les matières étrangères.

Je m'appuie dès mes premiers pas sur le suffrage d'un de ces hommes, dont je mets la connaissance au nombre des plus intéressantes époques de ma vie ; qui m'avait

devancé·

devancé dans l'observation de ce qui se passe , et aux champs de l'agriculture , et sur ceux des armées ; qui a trouvé que ma nouvelle boisson , examinée, discutée depuis la page 1.re des pièces jointes à cette instruction jusqu'à la page 42, avait pour un de ses inestimables avantages celui d'éclaircir l'eau rendue fangeuse, ou par les débordemens , ou par les arrosemens, ou par quelqu'autre cause que ce puisse être. (voyez page 48.) L'illustre Moscaty, profeſſeur de médecine clinique à Pavie , pensa donc comme moi que c'est une négligence inexcusable dans des chefs de travaux agraires , ou dans des chefs de troupes militaires, tant en marche que campées, de ne pas examiner quelle est la nature soit habituelle soit accidentelle de l'eau, que doivent employer les hommes , et dans leur boisson , et dans la coction de leurs alimens. L'emploi enfin d'un mélange à partie égale d'acide sulfurique et de tartrite de potasse, c'est-à-dire, de dix-huit grains de chacun par pinte, a également paru à ce grand médecin être, par le fait comme par les analogies, tout ce qu'on pouvait employer de plus convenable pour obtenir cette fin si précieuse.

Mais la pureté de l'eau ne l'empêche pas d'exercer par elle-même , ou par elle seule , une action de plus en plus relâchante, et sur l'organe de la déglutition, et sur tous ceux qui s'y rapportent. Pour échapper au fléau le plus destructif de notre être , qui est le dégoût ou même l'averſion pour les alimens, il faut qu'une substance , inutile dans tous les autres temps , mais impérieusement appelée par celui des grandes chaleurs , vienne avant tout irriter les glandes salivaires ,

b

et en fasse sortir par artifice le suc précieux, que ne donne point ou que ne donne plus assez la nature. Tout ce qui réveille le goût se trouve utile à cette fin. Mais la plupart des substances qui ont cette propriété, ont en même temps le vice de donner ou d'augmenter la soif. Le sel, le poivre, le sénevé, la capre, l'anchois, et presque tout ce que la cuisine emploie pour éveiller le goût, ont le double inconvénient d'augmenter la soif et d'allumer le sang. Au milieu de tant d'écueils, quelle substance nous servira de fanal, ou même nous servira de port ? . . . . Nulle autre encore que l'acide sulfurique uni au tartrite acidule de potasse, dernier agent singulièrement, spécialement, adapté au besoin de piquer les glandes salivaires, de nettoyer la bouche, de dégager l'estomac lui-même des *sabures* ou des aigres qui, dans les chaleurs surtout, l'empâtent, et contribuent plus que tout autre vice à paralyser l'appétit.

Mr Moscaty déclare toutefois, avec une franchise qui l'honore, que la dose de dix-huit grains de chacune de mes deux substances lui parait un peu faible, pour purifier l'eau, et donner en même-temps du ton aux organes. Mais je saisis enfin l'occasion de répondre au célèbre professeur de Pavie, que si la pratique de la médecine a dû lui suggérer cette légère objection, la pratique des gens bien portans, soit agriculteurs, soit soldats, a dû me suggérer à moi, sur peine d'échouer tout d'abord et pour jamais ; a dû me suggérer, dis-je, de commencer par celle de toutes les doses, tout à la fois la moins sensible au goût, et cependant susceptible d'influencer tant l'eau que la bouche et les viscères.

C'est un fait trop véritablement et trop universellement constaté, que les hommes bien portans ne veulent presque jamais s'astreindre à prendre des boissons, d'un goût très-différent de celles dont ils ont l'habitude et l'usage. Tombés au pouvoir de la médecine par la maladie, soumis au régime des hôpitaux, subjugués aussi par la crainte de ne point guérir, le médecin en titre a tout pouvoir de leur faire exécuter ses décrets. Quant aux individus francs de tout alleu, et ne voyant rien que dans un lointain qui efface pour eux jusqu'à l'idée d'aucun péril, d'aucun inconvénient; si l'on veut obtenir qu'ils prennent quelque nouveau breuvage, ou il faut garnir de miel les bords de la coupe, ou il faut que cette coupe leur fasse éprouver le moins de changement possible. J'ai donc dû, pour cette première raison avant tout, ne proposer qu'une dose très-faible de mes deux nouvelles substances; et si elles n'ont jamais révolté qu'un seul individu, parmi tous ceux, en si grand nombre, auxquels je les ai fait prendre, c'est je crois à ce premier ménagement que j'en suis redevable.

Je crois pouvoir répondre en second lieu à M. Moscaty, que bien autre chose est ordonner des médicamens à un malade, qu'il n'y a qu'un seul moment ou qu'un certain nombre de crises pour guérir, et ordonner à des hommes bien portans un genre de boisson, qu'ils sont appelés à employer pendant quatre mois. Si l'on a un besoin très-réel de les accoutumer peu à peu, on en a aussi tout le temps. J'ajouterai à l'appui que des corps entièrement nouveaux pour les médicamens, comme les agriculteurs et les soldats, sont aussi bien plus faciles à influencer par de petites doses que ces habitans des villes, sur lesquels la médecine a souvent épuisé, avant qu'ils soient sortis de l'enfance, et ses plus fortes d.ogues et ses plus fortes doses. J'ajoute enfin que dès-là qu'il est indispensable de continuer cette boisson, seule de son espèce pour l'efficacité comme pour l'économie, pendant quatre mois et peut-être plus, il m'est comme prescrit de commencer par dix-huit grains de chaque substance, qu'on peut si facilement et si utilement augmenter de six grains chaque mois ; en sorte qu'on arrive pour la fin de la campagne jusqu'à trente ou trente-six grains, auxquels l'habitude, qui est une seconde nature, fera que nos hommes n'apporteront aucune répugnance, en même temps qu'ils recevront le double préservatif le plus convenable.

Mais ne devais-je pas en troisième lieu prévoir toutes les objections qui seraient faites contre un genre d'innovation moins favorable, que le régime établi, aux spéculations fiscales ? Au moins ai-je pu répondre, avec les premiers organes de la haute médecine, « que « l'acide vitriolique s'emploie avec beaucoup d'avan- « tage dans tous les hôpitaux militaires Autrichiens, « et par toute l'Italie, en beaucoup plus forte dose, « *que je ne le fais*, sous le nom de limonade minérale, « où il n'est tempéré qu'avec un peu de miel. » (voyez pages 47 et 48 des pièces à l'appui, et un peu plus bas :) « Le tartre vitriolé qui se trouve dans la nouvelle « boisson se donne en dose dix fois plus grande en « médecine, pour nettoyer doucement les premières « voies, effet qui ne peut être que très-avantageux en « temps de campagne, et sur des militaires dont la

« nourriture n'est ni des plus régulières ni des plus
« faciles à digérer. » La modicité même des médicamens que j'appelle à mon secours , ne me préparait-
elle pas enfin la plus victorieuse des réponses , et quant à
l'effet , et quant à l'épargne ? Mais passons à une dernière condition que doit avoir la boisson considérée
comme faisant partie du repas.

Cette condition que j'ai toujours négligée moi-même ,
jusqu'à mon voyage en Espagne , est de boire aussi
frais que possible , du moment où les chaleurs sont
parvenues à leur plus haut degré. Je n'avais jusque là
regardé cette pratique que comme de pur agrément
ou de pure sensualité. J'étais loin de la regarder comme
une condition fondamentale , indispensable , de l'appétit
et de la bonne digestion. Je m'obstinai enfin , arrivé
déjà depuis plusieurs semaines sur les terres d'Espagne ,
à laisser mes camarades de voyage (un trésorier de
France de Bordeaux qui avait passé plusieurs fois les
Pyrénées , et un capitaine de vaisseau de la marine
Anglaise qui était pour le moins aussi au fait) je m'obstinai , dis-je , à ne point me servir de l'eau qu'on ap-
portait dans de petites bouteilles de cuivre extrêmement
mince , et par suite tout bosselé , mais bien entourées
de neige ; ce qui s'appelle en Espagnol *aqua de nieve* ,
eau de neige , ou plutôt eau réfroidie par la neige.
Ce qui résulta de ma bisarre répugnance pour l'eau des
petites bouteilles bosselées , c'est qu'à la fin je ne me
mis plus à table que pour voir manger les autres. Il me
devint impossible de manger aucun aliment solide ,
même le pain. Je n'eus plus de sommeil. Je tombai dans un
affaiblissement général ; lorsqu'enfin, soit effet du hazard,

soit instinct, je me] mis à mêler au vin un peu de cette eau des vilaines petites bouteilles. La réconciliation fut bientôt faite. Je ne saurais exprimer la sensation que produisit sur tout mon être ce premier verre de boisson extrêmement fraîche. Je n'eus pas même besoin de recourir à un second, pour me sentir une grande disposition à manger. Mais un second verre assura tellement la cure, que j'eusse mangé ma part, et encore celle de mes deux camarades, à chaque mets qu'on nous apporta.

En continuant de m'avancer dans l'Espagne, et à observer ce qui se passait, même dans les couvents, même dans ceux soumis à la règle la plus austère, j'appris à reconnaître que dans tous on employait aux repas de l'eau rafraîchie par la neige. Celle-ci arrive des montagnes dans des mannequins de jonc tressé, se conserve parfaitement dans les caves, et en est extraite deux fois par jour aux heures des repas, pour remplir des sceaux dans lesquels on ne ménage que la place juste des petites bouteilles de cuivre. Tout me paraît ici à observer et à inscrire. C'est surtout du renouvellement ou de la multiplication des surfaces qu'on peut espérer le réfroidissement. Aussi dans les couvents de l'Espagne chaque religieux a-t-il sa petite bouteille de cuivre. Si des religieux nous passons aux soldats, nous verrons qu'il sera en même temps, et très-essentiel, et très-facile, de leur procurer des bouteilles d'un assez petit volume pour que le refroidissement soit ausi prompt que complet. On trouvera d'abord page 71 des pièces à l'appui vers le haut que le meilleur récipient portatif à fournir au soldat, est une bouteille revêtue de paille, de jonc, ou d'osier. Ce genre de capacité a, comme on voit un rapport merveilleux avec les petites bouteilles de cuivre bosselé, qu'on emploie au rafraichissement de l'eau en Espagne. Mais le genre d'enveloppe qui s'y adapte, est de plus on ne peut mieux disposé pour opérer le refroidissement par une autre voie. On commence à trouver page 76 des pièces à l'appui la longue discussion pour et contre la possibilité de refroidir suffisamment l'eau, en plongeant une des bouteilles revêtues d'une enveloppe végétale quelconque dans une eau aussi quelconque, et en exposant le contenu comme le contenant aux plus ardens rayons du soleil. Je dois me contenter de dire ici que c'est un des beaux secrets arrachés à la nature par les Orientaux, et sans doute aussi par le plus imperieux des besoins, dans des pays pour lesquels le soleil n'est presque jamais recouvert de nuages. On y a donc mis à contribution la continuité même de la chaleur, pour obtenir en tous temps le refroidissement, par la continuité de l'évaporation. Mais par suite du temps qui s'est écoulé entre la rédaction de mes pièces à l'appui, et la publication de ce Manuel, j'ai acquis la preuve que ce moyen est employé par les agriculteurs, par les voituriers, dans les provinces méridionales de l'Empire. M. Daru, aujourd'hui surintendant de la maison de l'Empereur, auparavant secrétaire général du département de la Guerre, s'est offert à m'en fournir la garantie ; et sans doute un tel garant peut bien achever d'établir la possibilité de la chose, tant pour l'emploi civil que pour l'emploi militaire.

J'aurais terminé toutes les précautions à prendre sur la boisson, même pour ceux qui ne peuvent boire à leur repas que de l'eau ordinaire , et qui ne peuvent s'élever ni à la bière ni au vin , si la société se composait entièrement d'individus casaniers , comme l'artisan et l'homme d'étude. Mais il en est, même en temps de paix, d'un bien autre genre. MM. Thouret , Halley et Chaussier , chargés par le ministre de la Guerre et le ministre de l'Intérieur d'examiner ma nouvelle boisson pour les chaleurs , se sont exprimés à leur tour en ces termes : (voyez pièces à l'appui, page 54.)

« Pour répondre à cette question importante , nous
« observerons d'abord que , livré à des travaux fati-
« gans , exposé à l'ardeur du soleil , l'homme éprouve
« une sueur abondante , une soif excessive qui l'ac-
« compagne , et que toutes deux le feraient bientôt suc-
« comber , ou le disposeraient à des maladies fâcheuses ,
« s'il n'employait pas les moyens d'étancher la soif qui
« le dévore , de modérer la sueur qui l'épuise. Dans ces
« cas, l'eau seule et pure ne suffit pas ; elle calme tout
« au plus, pour le moment, la soif qui brûle : mais
« bientôt le besoin se fait sentir de nouveau , la sueur
« ainsi que l'épuisement deviennent plus grands encore ;
« et, cette vérité étant reconnue depuis long-temps,
« on a proposé d'ajouter à l'eau quelques substances
« particulières. Les uns ont recommandé l'addition de
« l'alcohol, de l'eau-de-vie ; mais ces liqueurs , qui
« rendent une force momentanée , ont l'inconvénient
« de porter à la tête , et d'amener par suite l'épuise-
« ment. D'autres ont employé les acides ; mais obser-
« vons-le bien , chaque acide exerce sur les organes
« une action particulière , et leur choix mérite beau-
« coup d'attention.

« De tous les acides, celui qu'on emploie le plus
« ordinairement, pour mélanger avec l'eau réservée
« aux boissons pendant les travaux, est le vinaigre.
« Mais, outre que le vinaigre qui fait partie des ap-
« provisionnemens militaires, est souvent falsifié, altéré
« par une tendance à la putréfaction ; il a bien certaine-
« ment la propriété de disposer à la sueur ; et c'est
« d'après cette propriété bien reconnue que les mé-
« decins emploient si souvent diverses préparations fai-
« tes avec le vinaigre, lorsqu'ils ont dans quelques ma-
« ladies à exciter l'action des organes, à déterminer
« la transpiration cutanée. Ainsi, en admettant même
« que le vinaigre fût bon et eût toutes les qualités
« qu'on peut désirer, son usage convient moins pour ser-
« vir de boisson à des travailleurs, à des hommes ex-
« posés à la chaleur, parce qu'il tend essentiellement à
« favoriser, à entretenir, à exciter la transpiration,
« qui, dans ce cas, est un moyen d'épuisement et de
« débilitation.

« Nous ne parlerons pas des acides que l'on peut
« obtenir des citrons, des fruits frais, de quelques pré-
« parations particulières, parce que ces moyens ne peu-
« vent pas s'appliquer à l'objet dont il s'agit.

« La boisson préparée par le citoyen Quatremère ne
« présente pas les mêmes inconvéniens que l'eau acidulée
« par le vinaigre ; il est en effet bien reconnu que
« l'acide sulfurique, étendu dans l'eau, modère puis-
« samment la sueur, et produit un effet plus durable,
« plus propre à prévenir la débilitation, qui devient
« ensuite l'origine des maladies les plus graves. On en a
« bien la preuve par l'essai qui en a été fait, pendant

« près de deux mois, sur cinquante-deux hommes oc-
« cupés à un travail fatigant, dans la saison la plus chaude
« (entre Crémone et Mantoue); or , tandis qu'un
« nombre de soldats placés dans le même cantonnement
« étaient attaqués de la fièvre, aucun des travailleurs qui
« ont fait usage de la boisson n'a été malade. Ainsi
« l'usage de cette boisson est salutaire et très-avanta-
« geux pour des hommes qui , par leur genre de tra-
« vail, et la chaleur du climat ainsi que de la saison ,
« se trouvent exposés à éprouver la soif et des sueurs
» qui les épuisent ; aussi n'avons nous pas hésité à en
« conseiller l'usage pour les ouvriers qui étaient occu-
« pés à la construction d'un pont. Cette boisson convien-
« drait également aux moissonneurs , et même dans
« quelques genres de maladies , à nos animaux domes-
« tiques , auxquels on est dans l'habitude de donner
« de l'eau blanche acidulée par le vinaigre. »

Il ne reste plus ce me semble , après une adoption aussi
complette de trois Médecins aussi justement célèbres
que MM. Thouret, Halley et Chaussier ; il ne reste
plus , dis-je qu'à établir le mode d'exécution tant pour
les soldats en marche , que pour les ouvriers attachés
aux travaux publics , et ces pères à tous les autres, les
dignes , les vénérables agriculteurs. Après avoir calculé
à la plus grande rigueur avec M. Tisset , maître en pharmacie et chimiste des plus distingués en cette ville (Châlons-sur-Marne) ce qu'il fallait de ma nouvelle combinaison pour aciduler six pintes d'eau , nous avons reconnu
que , quant aux militaires , on pouvait chaque jour ,
leur donner de quoi aciduler deux pintes d'eau , une
pour le matin et une pour le soir , dans un petit flacon de

cristal qui pourrait être contenu dans leur giberne, comme y est contenue la petite phiole d'huile à graisser et nettoyer leurs armes. Quant aux ouvriers attachés aux monumens publics, et aux moissonneurs, il conviendrait de leur donner chaque jour un rouleau contenant l'eau mère de six pintes. Ce serait assez pour trois hommes ou trois individus, puisqu'une des qualités spécifiques de cette eau mère est de préparer une boisson qui diminue singulièrement l'envie de boire ; (voyez les pièces à l'appui, page 21 vers la fin ; page 36 tout au haut ; page 5o vers le milieu ; page 74 idem.) Il ne s'agirait donc que de verser le rouleau dans une bouteille revêtue de paille, de jonc, d'osier ou de vieux linge, et qui contînt six litres ou pintes, pour obtenir le bienfait du rafraîchissement par l'évaporation. Mais j'ai eu soin d'annoncer qu'en augmentant chaque mois la dose des deux substances, de six grains chacune, on parviendrait de plus à rendre les hommes & les femmes infébriles. Encore un mot sur une idée si libérale, si précieuse pour les individus, peut-être plus précieuse encore pour ceux qui sont chargés de faire face aux dépenses des hôpitaux tant civils que militaires.

C'est une vérité fondée en faits comme en analogies, que lorsqu'on a diminué la tendance à boire, qu'on a nettoyé la bouche, aiguisé l'appétit, fortifié la fibre, on a presque fermé toutes les avenues par lesquelles la fièvre réussit à envahir et les hommes et les animaux. La fièvre n'est presque jamais qu'une seconde maladie. L'affaiblissement est ordinairement la première. J'ai connu quelqu'un qui, pour avoir couru la poste à franc étrier, pendant deux jours d'une chaleur de 26 à 28 degrés, fut huit jours pleins sans pouvoir rien manger. Or c'est ainsi que se prépare et s'organise cette fièvre adynamique, qui commence par nous empêcher de prendre aucune nourriture solide, qui en nous poussant incessamment vers tout ce qui n'est que boisson ou que liquide, achève de relâcher au dernier point et notre fibre et nos viscères, jusqu'à ce que la plus horrible putréfaction se composant de tous nos élémens putrides, les urines se suppriment, les déjections remontent dans l'estomac et y occasionnent de continuels vomissemens ; que dis je ? les déjections remontent jusque dans les parotides, (glandes au-dessous des oreilles) et y causant l'étranglement le plus douloureux, font mourir le malade la bouche ouverte, poussant d'affreux hurlemens, ne pouvant avaler quoique ce soit.

J'ai tracé sans le vouloir la route que suit elle-même la fièvre jaune. Mais comme je n'ai eu dans cette section d'autre objet que de prouver qu'on pouvait, avec des acides et des détersifs continuellement renouvelés pendant les quatre mois de chaleurs, calmer la soif et prévenir la fièvre résultante de la prostration de forces, je reste sur ce premier triomphe qu'il est impossible de me contester, et sur lequel m'accordait sans doute déjà le plus entier assentiment, ce Héros l'ami du plus grand des Héros, ce nouveau Parménion du nouvel Alexandre, lorsqu'il a bien voulu m'écrire la lettre suivante, qu'on trouve relatée pièces à l'appui, page 13 vers le milieu.

« Paris , le 30 Pluviôse an 10 de la République Française
« une et indivisible.

« Le Ministre de la Guerre,

« *Au Citoyen Quatremère-Disjonval , Adjudant*
« *Commandant , rue de Caumartin . n° 16 , à Paris.*

« Il m'a été rendu compte , Citoyen , des diverses
« pièces que vous m'avez adressées , qui présentent
« l'apperçu des projets utiles que vous avez conçus.

« Le premier de ces projets est relatif à l'encaissement
« du Rhône , depuis le mont Simplon jusqu'au lac de
« Genève. Je viens de le transmettre au ministre de
« l'Intérieur , en lui faisant appercevoir les avantages
« qui résulteraient de ce projet , tant pour la culture
« du Valais , que pour la prospérité de la ville de Lyon ,
« et pour les travaux de la marine.

« J'y ai joint tout ce qui concerne la machine hy-
« draulique, ainsi que la grue, que vous avez inventées ,
« et dont vous m'avez fait présenter les modèles. Vous
« pourrez faire retirer ces modèles au secrétariat gé-
« néral , où ils sont à votre disposition.

« Votre troisième découverte est celle d'une boisson
« *Prophylactique.* Comme avant d'en ordonner l'emploi ,
« il est indispensable d'en faire l'analyse , j'ai renvoyé
« les pièces que vous m'avez transmises au même mi-
« nistre , qui a dans son département l'école de
« médecine.

« Enfin je l'engage à prendre également connaissance
« des rapports qui ont été faits sur votre ouvrage re-
« latif à l'origine de l'écriture , et à vous faire part de
« sa décision sur ces divers objets.

« Je ne puis que vous féliciter , Citoyen, sur l'em-
« ploi que vous faites de vos connaissances et de
« vos talens.

Je vous salue ,

ALEXANDRE BERTHIER.

JE N'AI CHERCHÉ jusqu'à présent qu'à arriver par un
agent, de l'acquisition , du transport, et de l'emploi les
plus faciles, à calmer la soif, d'une manière qui pût en
même temps prévenir la fièvre, par conséquent rendre les
individus infébriles, et qui plus est encore infébriles *à priori.*
Ce qui me porte à distinguer entre individus-infébriles
à priori , et individus infébriles *à posteriori* , c'est que
mon arrivée en Hollande , fin de l'année 1786 , m'a mis
à portée de voir des sujets de cette dernière espèce ,
mais non pas de la première. A cette époque la Hollande atteignait le dernier degré de sa prospérité com-
merciale et savante. Déjà depuis nombre d'années la
fortune y était employée à attirer les hommes les plus
habiles en tout genre, à y tenter des expériences sur
toutes les matières les plus curieuses et les plus trans-
cendantes. La Hollande était devenue ce qu'était dix
années plutôt la France, lorsque, non encore sur le pen-
chant d'une révolution qui devait momentanément y
tout détruire , elle était la cour de révision pour toutes
les parties des sciences, et réunissait au mérite de découvrir les plus grandes choses celui de démasquer ce qui
n'était rien moins. Je trouvai donc à Amsterdam le
professeur Jean-Henri Vanswinden achevant les trois
volumes in-8° de sa victorieuse réfutation du système

de M. AEpinus, sur une prétendue analogie de l'électricité et du magnétisme, que Condorcet proclamait à outrance, et faisait même traduire de Latin en Français, pour mieux répandre une des plus graves erreurs. Pierre Camper, le Newton de l'anatomie, celui qui devait en tirer les applications les plus nombreuses, les plus brillantes, qui l'eussent été jamais ; Pierre Camper se partageait entre les applaudissemens dont le couvrait une foule d'étudians de toutes les parties du monde à Franeker en Frise, et un enseignement seul de son genre au milieu de la bourse d'Amsterdam sur les traits caractéristiques des différens pays et des différens âges, sur la base physique du beau des statues antiques, et non pas d'éternelles redites sur ce fait qu'il y a un beau idéal et un beau individuel. Par une chance unique pour quelqu'un qui avait mes projets, je m'étais trouvé suivre la pente de tous les premiers talens, qui depuis quelques années, comme lés principaux fleuves, descendaient de France en Hollande. Je n'avais pas fait vœu de n'être toute ma vie qu'un Académicien. Je me croyais appelé à faire une impression un peu plus générale sur mon siècle, et sur l'ensemble de tous les pays cultivés. Mais l'Angleterre que j'avais déjà parcourue, répondait bien moins à mon dessein que la Hollande ; et ce fut notamment, en suivant les leçons sur presque tous les genres de Pierre Camper, que j'appris de lui-même à quel point il était arrivé sur la fièvre. Il prétendait que si on savait la traiter convenablement, il en serait de cette maladie comme de la petite vérole, c'est-à-dire, qu'on ne l'aurait qu'une fois. Il pouvait déjà donner à l'appui son exemple, celui de sa femme, de tous ses enfans, de ses domestiques, de beaucoup de ses élèves, de plusieurs généraux de l'armée Hollandaise. Son moyen consistait en une préparation de l'individu et une préparation du quinquina, dont résultait infailliblement la cure pour toute la vie. Je me permis de lui objecter dès lors que je ne voyais que deux inconvéniens à sa découverte toute admirable, ou plutôt toute ravissante, que je la trouvais — C'était d'abord qu'il lui fallait la fièvre pour commencer son traitemen — C'était ensuite qu'il lui fallait une dose de quinquina aussi énorme pour la bouche que pour la bourse. Mais je ne puis taire combien ce beau fait m'ouvrit les yeux sur la possibilité d'aller plus loin, sur celle enfin de rendre l'homme infébrile *à priori*, et de lui épargner la maladie comme son curatif.

Je ne rappellerai point ce que m'ont fourni à cette fin mes trois campagnes en Italie. J'avais pu y observer dans son plus grand développement tout ce qui concernait ces tempérammens neufs et robustes, dont se compose pour les trois quarts et demi toute armée. Je ne pouvais plus que désirer de répéter les mêmes expériences à une latitude toute différente, sous la température la plus opposée, mais sur cela cependant en rapport qu'on y prend toutes les années, surtout en certaines provinces, des fièvres du caractère et de la durée les plus opiniâtres. Malheureusement Pierre Camper n'existait plus. Déjà depuis plusieurs années il avait payé le tribut à la nature. On ne retrouvait plus de lui, à l'Amphithéâtre d'Amsterdam même, que son buste, et au bas ces vers :

Mortales

Mortales alios à se qui liquit ut umbras
Artibus, ingenio, moribus, unus hic est.
Aspice Posteritas Camperum maxima, cui nos
Hactenus haud similem vidimus, ipsa vale.

Ce n'était plus enfin auprès de lui que je pouvais renouveler l'engagement, non pas de guérir, mais de métamorphoser l'espèce humaine. Oui, m'étais-je écrié un jour, vous ne savez vous-même que faire des affranchis ; moi je détruirai l'esclavage ; et lorsque je revins d'Italie en Hollande, j'avais réellement tout droit de prononcer avec Ovide, mais sur un sujet bien plus important, les vers qui ouvrent, d'une manière si majestueuse, le premier livre de ses métamorphoses.

Ce fut avec l'éruption des chaleurs un peu tardives cette année, (l'an 12 ou 1804) que je commençai, ainsi que mes deux coopérateurs, (voyez sur ceux-ci pièces à l'appui, page 61 vers le haut, page 92 tout en bas), à éprouver ce que nous ferait ressentir l'usage de l'acide sulfurique toujours augmenté, avec de la cassonade de sucre jaune et de l'essence de citron. Il y a un bien grand avantage à employer ce mélange, par comparaison au premier, sur ce qui est de la stipticité ou de l'agacement des dents. La cassonade de sucre s'oppose bien mieux à cet inconvénient que la crême de tartre ou le tartrite acidule de potasse ; mais pour ne parler que de mes propres sensations à moi-même, combien de fois ayant fait exprès de longues marches par un soleil ardent et les sables dont la Hollande ne manque pas, étant exténué de fatigue, ayant perdu jusqu'à la mémoire, et étant tombé au-dessous de moi-même jusqu'à ne pouvoir répondre à aucune question, parce que je savais à peine si j'existais, dès le premier verre de la limonade à l'acide sulfurique, à la cassonade et à l'essence de citron, je me suis trouvé comme rappelé sur le champ à la vie tant morale que physique ! J'avoue qu'il y a dans cette limonade de santé, (c'est ainsi que je l'appellerai dorénavant pour la distinguer de la simple boisson antifiévreuse) j'avoue, dis-je, qu'il y a dans cette limonade deux principes très-actifs qui ne se trouvent pas dans la première, le sucre qui est une des substances le plus activement sustantantes ou corroborantes, et l'essence de citron qui, en s'élevant au cerveau, produit une action excitante des plus précieuses. Mais si l'eau de riz acidulée par l'acide sulfurique m'a procuré une nuit délicieuse én l'an 7 à l'hospice militaire du Val de Grâce, (voyez les pièces à l'appui, page 17 vers le milieu) de quelles expressions, de quels traits, de quels pinceaux devrai-je me servir, pour essayer de rendre ce qu'une pinte environ de limonade de santé m'a fait éprouver à Utrecht, dans le grand hôtel du Paws-huis ou maison du Pape ? J'étais venu y rejoindre le capitaine Meyer, qui m'y avait préparé depuis plusieurs jours un logement, et qui, à raison de la connaissance profonde qu'il avait des deux langues, était occupé avec le libraire Jean Altheer à faire traduire sous ses yeux, de Français en Hollandais, mon recueil de pièces sur les boissons militaires ; (voyez les pièces à l'appui, page 65 vers le bas.) J'avais dîné tard, il faisait excessivement chaud, j'étais d'ailleurs comme rassasié de l'idée qu'après avoir couché en Italie dans le lit de trois cardinaux, à Utrecht je coucherais dans le lit d'un pape. Je ne voulus rien prendre de solide, et je m'obstinai, je ne sais par quel instinct, à laisser souper l'ami Meyer qui s'en acquitta merveilleusement bien ; tandis que je ne cessais de boire et de reboire de la limonade de santé à vingt-huit grains d'acide sulfurique par pinte ; c'est tout ce que j'en peux supporter. Mais, vertus du ciel, dans quel état j'entrai incontinent ! Jean - Jacques nous peint les charmes de cette nuit, pendant laquelle il a composé son Devin. Il dit qu'il n'a jamais mieux connu les délices de l'engendrement moral. Je puis bien dire que tout ce que j'avais à faire, à dire, à écrire pour six mois, me vint ou me revint pendant cette enchanteresse nuit. Ainsi que l'a très-bien dit M. P. M. Des Ursins ; (voyez les pièces à l'appui, page 125 vers le haut :) « Celui qui fait usage de cette « limonade est recueilli sans assoupissement, occupé « sans fatigue, et fécond en idée sans distraction. » Je me relevai le lendemain on ne peut plus frais, quoique je n'eusse aucunement dormi, sûr de déjouer vingt intrigues qui déjà m'enlaçaient de leurs nœuds, fort d'un ouvrage de plus de deux cents pages que M. Post, autre imprimeur d'Utrecht, a commencé aussitôt à m'imprimer, sur un nouvel art de gréer les vaisseaux ; et rempli, ah ! plus rempli que d'aucune autre idée, de faire construire au camp de Zeist une baraque de deux cents pieds de long, pour contenir quatre cents hommes assis, et y faire faire par tout le camp l'essai tant de la boisson anti-fiévreuse que de la limonade de santé. M. P. M. Des Ursins (de Nantes) l'a encore dit : (voyez les pièces à l'appui, page 125 vers le milieu.) « Le général qui médite sous la tente « ses savantes manœuvres, et le soldat qui les exécute

« aux ardeurs du soleil, devront à l'acide sulfurique
« de véritables ressources contre la faiblesse morale et
« contre la faiblesse physique ; » jamais mot n'a eu sa
plus littérale, sa plus entière exécution. Depuis ce
moment la construction de la cuve du rouissage, que
j'avais confiée à un excellent architecte des environs
d'Utrecht, M. J. Schaly, ne fut plus que mon occupation accessoire ; j'envoyai le capitaine Meyer soigner
mes affaires près le conseil de marine à la Haye ; je
m'établis en la maison du Paws-huis à Utrecht ; et j'envoyai M. Vandenvoshol commencer tous nos essais, tant
en nouvelles boissons qu'en nouveaux alimens, au camp
de Zeist.

Celui-ci me marqua presqu'aussitôt que, pour ne
rien intervertir à la marche graduée de mes expériences, il faisait porter tous les jours à l'exercice,
ainsi qu'aux travaux de la pyramide qui se construi-
sait à l'extrémité du camp, une tonne d'eau des
excellens puits, qui s'y trouvaient, acidulée dans la
proportion de dix-huit grains de chacun de mes ingrédiens, et qu'il était très-expressément défendu aux con-
ducteurs de prendre aucune rétribution pour cette boisson.
Quant à la limonade de santé qui exigeait nécessairement
une rétribution, puisqu'elle contenait, outre l'acide sulfurique, 2 onces de cassonade jaune par pinte ou litre, et
une légère quantité d'essence de citron ; la confiance,
m'ajoutait-il, attirée ou excitée par la boisson anti-
fiévreuse était si générale et si bien établie, qu'il venait
aussi beaucoup de soldats à la baraque pour se procurer de la limonade de santé à prix d'argent. C'est bien
là ce qu'on peut appeler la meilleure pierre de touche

Lorsque le soldat consent à prendre sur son modique prêt de quoi payer un nouveau mélange, une nouvelle boisson, il faut bien qu'il en ait retiré quelque genre d'effet, quelque genre de sensation, qui ait parlé à son sens intime et qui l'ait en quelque sorte forcé. Ceux qui en firent le plus d'usage furent les soldats du régiment d'artillerie, qui ne pouvaient d'ailleurs qu'être merveilleusement endoctrinés par des chefs comme le général Tirlet, le colonel Foy, le colonel Aboville, celui-ci fils du général sénateur Aboville, ancien inspecteur général de l'artillerie, aimé de tous ceux qui le pratiquent, estimé de tous ceux qui le connaissent.

Je répondis sur le champ à M. Vandenvoshol, que de tous ses soins et de toutes ses précautions ce qui me flattait le plus, était qu'il eût placé notre établissement d'essai aussi à portée du corps d'artillerie. Toutes les autres armes sans doute exigent de l'intelligence, de l'attention, de la présence d'esprit ; mais la profession d'artilleur à pied ou à cheval est sûrement celle qui en exige davantage. Des hommes d'une très-forte complexion, d'une très-haute taille, comme il les faut pour cette double arme, sont encore ceux sur lesquels on peut risquer quelques essais avec moins de crainte, et faire des observations avec plus de fruit. J'ajoutai donc à M. Vandenvoshol que je l'engageais à établir des registres très-en règle, d'accord avec les chefs, sur ce qui arriverait à ceux de leurs hommes qui se livraient d'habitude à la boisson anti-fiévreuse pendant l'exercice, à la limonade de santé pendant leurs momens de loisir. Mais ce fut en ce moment que s'éleva contre moi un nouveau genre de persécution.

J'avais eu à subir en Italie toute celle que m'avait suscitée un chirurgien en chef, dont le nom ne se trouve point parmi les signataires du rapport de Milan, parce qu'il s'était mis dans le cas, à force d'emportemens et d'excès, d'en être exclus. Je me trouvai assailli au camp de Zeist par la persécution plus sourde d'un médecin en chef, qui prétendit qu'on ne devait fournir au soldat en Hollande, pour rafraîchissement, que de la bière étendue d'eau. Le soldat trouvant plus de couleur, plus de goût, et apportant aussi une plus ancienne habitude à cette boisson ; ce fut à peu près la fin ou le tombeau des essais de ma boisson prophylactique ou anti-fiévreuse, soit aux champs d'exercice, soit aux travaux de la pyramide. Mais officiers et soldats ne s'en jetèrent qu'avec plus d'ardeur sur la limonade de santé. Il est tout à fait curieux, m'écrivait M. Vandenvoshol, d'entendre ces braves gens se promettre le matin, avant l'exercice, tous les bons effets de votre limonade de santé, prétendre qu'elle va les empêcher d'avoir soif, leur donner du jarret, et leur donner même du coup d'œil, enfin ressembler fort aux chasseurs de la fable qui se partageaient le prix de la peau de l'ours avant de l'avoir tué. Mais je suis plus touché, m'ajoutait-il, lorsque je les vois le soir venir demander du même breuvage par reconnaissance, m'assurer ou à moi ou à celui qui le leur fournit, qu'ils ont à peine senti la chaleur, que l'exercice ne leur a paru durer qu'un instant, qu'ils ont fait à la siple les plus beaux coups, et au tire du boulet des coups de temps, qu'ils n'eussent pas obtenus sans l'écot du matin. L'on sait ce que les gens de guerre entendent par écot, et par payer son écot.

Mais ce qui m'a paru résulter le plus clairement de tout cela, c'est que l'acide sulfurique est doué du pouvoir le plus actif sur l'excitabilité, cette précieuse et noble faculté de l'homme dont je n'ai point encore parlé.

Primò vivere. Sans doute il faut d'abord vivre, il faut commencer par échapper aux maladies ; mais si les mêmes breuvages peuvent atteindre une autre fin, et mettre l'agriculteur, surtout l'homme de guerre, dans un état susceptible de se réitérer, et consistant chaque fois dans un beaucoup plus grand développement des forces morales et physiques, assurément l'horizon de de nos facultés et de notre existence, s'en trouve bien notablement, bien précieusement agrandi. C'est sur le passage de l'état fébrile à l'état d'infébrilité, que j'ai commencé à dire qu'on pouvait métamorphoser l'homme ; qu'on pouvait changer ce vase d'argile sans cesse prêt à se rompre, en un vase d'airain contre lequel viendraient au contraire se briser, et toutes les attaques des miasmes, et toutes celles des météores, et toutes celles des individus que notre eau lustrale n'a pas encore purifiés. Mais quelle métamorphose plus brillante me fait voir cet individu pâle, hébêté, ne sachant presque s'il existe, ou plutôt las de vivre parce qu'il n'a des sensations que pour souffrir ; et celui que je vais rappeler à la vie, au plaisir d'exister, que dis-je ? au désir de retourner au combat, et de s'immortaliser par une mort honorable ! C'est alors, sans doute, que j'ai plus que jamais droit de dire avec Ovide, et bien plus qu'Ovide même :

In nova fert animus mutatas dicere formas
Corpora . . . .

Passons cependant à une combinaison de notre liqueur

pyriteuse avec un extrait de plus en plus énergique, je veux dire, avec l'esprit de genièvre ou l'eau-de-vie de grain. On pourra voir, page 98 de mes pièces à l'appui vers le milieu, et page 102 vers la fin, qu'a-près avoir suffisamment tenté sur moi, sur mes deux compagnons, sur une infinité d'autres, les effets de l'acide sulfurique combiné au tartrite acidule de potasse, puis combiné à la cassonade jaune de sucre et à l'essence de citron ; il m'est venu en idée de combiner ce même acide à la cassonade jaune, à l'essence de citron, et à l'eau-de-vie de grain. C'est encore le cas de rappeler le passage si expressif et si juste de M. P. M. Des Ursins, pièces à l'appui, page 125 vers le haut : « Combien d'une propriété unique, ne découle-t-il pas « d'effets différens, qui, à leur tour, conspirent vers « un même but ! Le général qui médite sous la tente ses « savantes manœuvres, et le soldat qui les exécute aux « ardeurs du soleil, devront à l'acide sulfurique de vé-« ritables ressources contre la faiblesse morale et contre « la faiblesse physique.» Il est probable que j'avais pris de l'une ou de l'autre de mes deux premières combinaisons, lorsque je conçus le dessein si mémorable pour les armées de former un troisième mélange avec l'esprit de genièvre ; et l'on voit aussi par l'aveu de M. Vandenvoshol qu'il avait usé largement de la limonade de santé, lorsqu'il partit à pied pour m'aller chercher à Schiedam mon nouvel ingrédient. (Voyez pièces à l'appui, page 102 vers le milieu.)

Mais les effets de ce nouveau mélange se divisent essentiellement en deux branches, la partie curative et la partie excitante.

La partie curative, dont je pourrai parler ailleurs, n'étant pas celle qui doit m'occuper dans cet ouvrage, je passe incontinent aux effets du punch sulfurique sur l'excitabilité. Or la mélancolie est précisément la modification de notre être la plus opposée à l'excitabilité. Ces deux affections, ou ces deux manières d'être affecté, forment deux peuples du genre humain : peuples nécessairement en guerre, puisque si les hommes excitables sont naturellement bons, les êtres mélancoliques ne le sont malheureusement jamais. Il y a cependant une mélancolie moins active que passive, résultat d'une existence tout à la fois malade et affoiblie, qui ne guerroye pas ou ne guerroye plus, parce qu'elle est également prête à sortir et de l'arène et de la vie. Les armées, tribut si considérable levé sur la masse de l'espèce humaine, contiennent nécessairement beaucoup de mélancoliques de ces deux genres. Les mélancoliques purement passifs sont ceux qu'une mauvaise constitution primaire, le regret d'avoir quitté leur pays, le peu de goût pour la profession militaire, affectent et minent tous les jours de plus en plus. Ce sont des incurables qui se disséminent dans tous les hôpitaux établis sur leur route, et auxquels il n'y a presque rien à donner même comme palliatif, parce que rien ne triomphe d'un mal dû à tant de causes. Quant à ceux dont la mélancolie est encore active, on peut dire que ces êtres encore debout sont appelés à recevoir une grande amélioration, et de la boisson antifiévreuse, et de la limonade de santé, mais surtout, oui surtout, du punch sulfurique pris ou chaud ou froid ; car il a la propriété de pouvoir être donné aussi utilement et aussi agréablement d'une manière que de l'autre. Pour ces individus notre nouveau punch est même plus curatif qu'excitant ; il reméd plutôt à un désordre préexistant, qu'il ne conduit à un bien être nouveau. Mais suivons ces effets s'élevant, ou plutôt élevant l'homme, comme l'aigle est élevé par ses ailes, de la basse région du reptile, jusque près des météores qui nous envoient la lumière.

Je définis ainsi l'existence comparée de l'individu qui était calme ou qui était même attenué , qu'un breuvage de boisson non fermentée tire en peu de temps de son état primitif, pour lui donner une intelligence, une pénétration , une audace, quelquefois même une gaîté, dont il ne ressentait rien auparavant. On n'avait pas besoin de moi pour savoir que les liqueurs fermentées, et plus encore leurs extraits, procurent jusqu'à un certain point tout cela ; mais c'est plutôt à la faveur de l'irritabilité que de l'excitabilité qu'on obtient ces effets toujours violens, de peu de durée, sujets à faire redescendre l'homme autant et plus même qu'il ne s'est élevé, et le poussant sous les pieds des animaux les plus immondes, presqu'aussitôt qu'il avait brillé d'un éclat nouveau, d'une ardeur encore plus nouvelle. Je tire le rideau sur cette propriété, ou particularité, bien plus affligeante qu'honorable de notre être. La renouveller fréquemment n'est pas cultiver, n'est pas arroser le champ de la vie ; c'eſt, comme l'a dit un écrivain célèbre, brûler sa moisson pour avoir des cendres.

Quant à une manière d'exciter notre individu, en le rafraîchissant au lieu de l'échauffer, en ne lui procurant que du ton et non pas un raccourcissement de toute la fibre, égal presque à celui que le feu nud procure aux parties musculaires ou tendineuses ; voilà, je crois, le présent qu'on peut faire à l'espèce humaine, sans craindre de la partager de nouveau en deux nations armées l'une contre l'autre : une nation qui menace, attaque et renverse tout ; une autre qui résiste, ou plutôt qui pleure, et arrose de ses larmes, souvent sans succès, la main furieuse qui se tourne contre elle. L'excitabilité mise en action est aussi aimable que l'irritabilité mise en mouvement est hideuse ou plutôt horrible. Sous l'excitabilité j'ai vu les hommes les plus violens par état, les plus robustes par constitution, les plus redoutables puisqu'ils sont sans cesse armés, ne montrer qu'une gaîté plus douce que vive, ne penser qu'à leurs triomphes, ne parler que de leurs amours, et rentrer, après avoir énormément bu du breuvage qui les excitait, ponctuels à leur devoir, exacts à leur tâche, parfaitement soumis à leurs chefs.

Si je proposais un punch basé sur les produits spiritueux, ou sur leurs extraits, les plus généralement répandus, je sens tout d'abord ce qu'on aurait à m'objecter. La véritable médecine surtout ne manquerait pas de me dire *timeo Danaos et dona ferentes*. Je l'ai déjà dit, je le répète, et je ne me lasserai pas de le répéter, l'eau-de-vie de vin, l'eau-de-vie de sucre, toutes ces eaux-de-vie prétendues, que l'art de guérir appelle si justement eaux de mort, ne doivent être comparées sous aucun rapport à l'eau-de-vie de grain ou à l'eau de genièvre. La sagesse des Hollandais, qui use avec une si grande profusion de celle-ci, l'a décidé il y a long-temps. Mais formons de plus des vœux pour que le sublime

Gouvernement qui nous régit, multiplie en France lés génièvreries, du moins autant qu'elles le sont en Hollande. A ors peut-être non seulement l'officier, mais encore le soldat pourra user, sur le champ de bataille et dans les rangs, de ce punch sulfurique, le breuvage le plus excitant, le plus agréable, et le moins destructif de l'individu, tout ensemble. Or j'en parle ainsi, parce que j'en ai d'abord long-temps continué l'usage sur moi et sur deux compagnons, dont les actions comme les écrits peuvent faire apprécier les facultés morales et physiques; j'en parle ainsi parce que j'en ai soumis l'usage à la réunion de tous les pouvoirs et de toutes les autorités, dans le jour à jamais mémorable pour les fastes de l'agriculture et de la science, auquel le conseil de Marine, le conseil des Digues, la municipalité de Woerden, vinrent faire la réception de la nouvelle cuve à rouir le chanvre; j'en parle ainſi parce que pendant mon séjour à Utrecht, je n'ai négligé aucune occasion d'en soumettre l'usage à toutes les autorités administratives et militaires, qui s'y trouvaient détachées de l'armée Franco-batave campée près de Zeist; j'en parle ainsi parce que j'ai fini par aller m'établir à Zeist, pour pouvoir y suivre par moi-même, non plus sur les simples rapports de MM. Vandenvoshol et Legrand, l'emploi qui continuait à s'accroître de plus en plus et de la limonade sulfurique, et du punch sulfurique, et d'alimens de toute espèce accommodés à l'acide sulfurique. Mais ce fut précisément pendant que j'étais stationné pour cette fin dans la magnifique maison des Moraves ou Hernutes de Zeist, que j'ai reçu la lettre suivante :

Utrecht, le 28 Fructidor an 12.

« C HER G ÉNÉRAL ,

« Vous avez quitté notre ville, mais du moins nous
« avez-vous laissé votre acide. Vous en faites, vous, l'eau
« du Styx, dans laquelle il ne faut que plonger nos guer-
« riers pour les rendre inattaquables aux maladies. J'en
« fais, moi, l'eau du fleuve Léthé, dans laquelle on oublie
« toutes les peines, tous les chagrins, tous les soucis.
« Vous avez sur les nouvelles applications de cet ad-
« mirable acide une épouvantable guerre à soutenir ;
« et je souhaite que vous ne fassiez pas sitôt la paix,
« parce que plus on discutera la bonté de ce que vous
« proposez, plus on la reconnaîtra. Je ne sais pas toutefois
« si vous pourriez la prolonger beaucoup cette guerre,
« en la faisant toujours à vos dépens, comme il est bien
« reconnu que vous la faites. Mais vous avez réussi à
« faire marcher deux grands établissemens de front, dans
« le temps même où l'on sait que vous n'êtes rien moins
« qu'aidé. Continuez, cher Général, à triompher de tout,
« comme vous l'avez fait jusqu'à présent. Mais vous
« ne savez pas . . . . vous n'imaginez pas . . . . vous ne
« devinerez jamais . . . . en un mot, je vous donne à
« trouver en cent quel est celui de vos antagonistes,
« qui vous faisait une guerre si cordiale, et qui . . . .
« Hé bien, si vous y renoncez . . . . Le médecin en
« chef de l'armée est crevé. Mais d'une vilaine manière.
« Car il s'est tué. Oui ledit docteur, dont il est inutile
« de retracer le nom, après avoir tant recommandé la
« bière coupée avec de l'eau, et en avoir tant bu lui-
« même pour donner l'exemple, est tombé dans un

« tel ou dans de tels accès de mélancolie, qu’il a fini
« par composer une bien longue lettre au général en
« chef, dans laquelle il se plaint de n’avoir aucune-
« ment la confiance de ses supérieurs, que cependant
« il a tant flagornés ; et puis il s’est brûlé la cervelle.
« Oh ! la belle avance. Fallait-il tant vous contrarier
« en face, et plus encore par-dessous main, pour en
« venir à ce dénouement ?

« Mais je veux aussi, cher Général, vous faire un
« peu la guerre ; ou du moins je veux vous rapporter
« fidellement ce qu’on dit dans les principaux cercles
« de la ville d’Utrecht, depuis que vous les avez quittés.
« On convient que vous êtes un homme, que vous êtes
« établi sur de fortes bases, que vous savez vous tenir
« sur vos pieds, que vous savez aussi, quand en est venu
« le moment, avancer. Je demeure le premier d’accord
« de tout cela. Mais on se plaint que vous demandez
« généralement trop à la force, et que vous n’accordez
« pas toujours assez à l’adresse. L’adresse, permettez-
« moi de vous le dire, a bien aussi son mérite. Voyez
« comme les chats ont le talent de passer à travers un
« cabaret de porcelaine tout entier, sans jamais rien
« rompre.

« Croyez-vous que tous ces petits amours propres
« que vous froissez, que tous ces petits talens aux-
« quels vous ne dites rien, que ces grands talens même
« que vous heurtez, ne se joignissent pas eux-mêmes
« aux premières têtes pour vous célébrer, si vous agis-
« siez ou parliez quelquefois différemment ? Par exem-
« ple, vous avez dit, avant de partir, que vous ai-
« miez mieux un soldat en réalité que cinquante géné-

« raux en peinture. Je sais que vous avez sur le champ
« appuyé ce mot de la réponse, que vous a faite à
« vous-même le Héros incomparable . . . . J'ai bien
« moins besoin d'antiques que de soldats. Mais si vous
« voulez que je vous le dise, on trouve que vous avez
« trop fortement raison.

« Voulez-vous que je vous parle maintenant en mon
« propre nom ? Il me semble que vous avez des idées
« trop sérieuses, pour réussir constamment ou parfai-
« tement dans le temps où nous sommes. Vous ne
« suivez que des modèles austères : suivez-en donc aussi
« d'aimables. Envoyez-moi, par exemple, je ne dis
« pas Les Cartes mais Des Cartes à tous les Diables. Et
« lui-même était-il donc si farouche, quand il a eu sa
« petite Francine ? Croyez-moi, cher Général, feuilletez
« un peu moins vos livres, et voyez un peu plus les
« humains. Quand je dis les humains, j'entends aussi
« parler des humaines. Or j'ai grand plaisir à vous dé-
« clarer qu'il y en a ici plusieurs qui ne vous sont du
« tout pas contraires. Vous attendez tout de votre
» érudition, de votre chimie, de vos expériences, de
« vos procès-verbaux. Foin de tout cela, quand on
« veut aller vîte. Persuadez aux dames de se faire
« faire des bonnets à l'acide sulfurique, et je vous
« réponds de sa fortune.

« Où m'entraîne cependant le zèle, si ce n'est la har-
« diesse ? Voilà aussi qu'on m'appelle pour rendre les der-
« niers devoirs à ce pauvre docteur. Il faut reprendre le
« visage ainsi que le costume de la circonstance. Or
« comme on pourrait croire, d'après ma lettre, que je lui
« en voulais beaucoup, permettez que je ne la signe

« pas. Vous n'en serez que plus libre de la faire voir;
« et si vous devenez, avec le temps, bien mais bien
« curieux de savoir qui est celui qui vous l'a écrite,
« je pourrai enfin vous prouver que, si ce n'est pas
« un de ceux que vous voyez le plus, ce n'est pas
« certes un de ceux qui vous aiment et vous estiment
« le moins. ✳ ✳ ✳ ✳ ✳ ✳

———————

Mais j'avance vers la fin de cette instruction, et à
peine l'ai-je rendu plus instructive, que les pièces à l'appui qui ont été rédigées il y a six ans. L'ignorance est
si générale, le savoir est si ombrageux, les discussions
savantes sont devenues si singulières, qu'à peine ose-t-on
produire ce qui est nouveau, ou a seulement le malheur d'être peu connu. Tirer un agent chimique du repaire des poisons, du foyer des teintures, ou des dispensaires de pharmacies, pour en faire une boisson
générale et qui plus est un aliment; c'est comme on
vient de voir, le sujet d'une guerre à mort. Ce n'est
qu'au survivant les biens; et j'avoue que ce qui a bien
pu avancer la fin du docteur, c'est qu'après avoir prouvé
qu'on devait boire à flots l'acide sulfurique, qu'on pouvait rafraîchir l'eau par les rayons du soleil, j'y ai encore ajouté qu'on pouvait désaltérer les agriculteurs et
les soldats sans leur donner aucunement à boire. . . . . .
Pour le coup, le procédé serait charmant, me répliqua
le malin docteur, et surtout des plus conformes aux
analogies de la médecine, qui est si convaincue non-
seulement que plus on boit plus on veut boire; *quò
plus sunt potæ, plus sitiuntur aquæ :* mais encore que
plus on boit, plus on augmente la sueur, et surtout

plus

plus on aggrave le relâchement de l'estomac... « Hé bien,
« monsieur le Docteur, lui répliquai-je à mon tour, j'a-
« dopte tout ce que vous dites; ou plutôt permettez-
« moi de répondre ici ce qui le fut à Athènes par un
« architecte sur son confrère : Ce que celui-ci vient
« de dire, moi je le ferai. N'auriez-vous jamais lu les voya-
« ges du capitaine Kook ? N'y auriez-vous jamais vu
« que ce savant, que ce navigateur du premier ordre,
« se trouvant très-à court d'eau sur une mer et à une
« latitude qui lui faisaient éprouver la plus cruelle
« chaleur, il essaya de désaltérer son équipage, en
« faisant verser de l'eau de mer à pleins sceaux sur
« chaque matelot, ce qui procura le rafraîchissement
« intérieur, le plus prompt, le plus complet, à chaque
« individu ; en un mot, qu'il fit revivre, pour la fin
« la plus sage, la plus directe et la mieux calculée,
« ce baptême de la ligne que les matelots ne manquent
« jamais d'administrer aux novices qui la passent pour
« la première fois. Ce que le capitaine Kook a pratiqué
« avec un succès indicible, et ce qui lui a peut-être valu
« toute cette gloire d'avoir fait le tour du monde sans
« perdre un seul homme, est précisément ce que je
« propose d'appliquer à tous les agriculteurs, moisson-
« neurs, soldats, factionnaires, lorsqu'ils sont exposés
« à un soleil ardent, et qu'on n'a ou que peu ou
« point de breuvage intérieur à leur administrer.
« Ouï, lorsque la pénurie ou la prudence exigeront
« qu'on ne donne point ou qu'on ne donne plus à boire
« à l'individu, recourez au sublime moyen de le dé-
« saltérer par l'extérieur ; ayez seulement soin d'em-
« ployer de l'eau bien exactement à la chaleur de la

« température et de l'athmosphère ; embarrassez-vous
« fort peu qu'elle soit de rivière ou qu'elle soit de
« source, qu'elle soit d'ornière ou qu'elle soit de
« marre. Puisque de l'eau salée elle-même a merveil-
« leusement réussi au capitaine Kook, comment l'eau
« des premières citernes, des premiers ruisseaux, ne
« réussirait-elle pas sur les soldats du camp de Zeist ? »
J'avois prononcé ces mots avec quelque chaleur, et
montré le passage des voyages du capitaine Kook, tant
en Anglais qu'en Français, avec quelque triomphe.
Est-ce de cela que le malheureux docteur a conclu
qu'il devait cesser de vivre ? Je crois qu'il eût infiniment
mieux fait de se faire administrer, à lui-même, le
baptême du Tropique. Mais toujours ai-je le plus grand
droit de dire qu'un des meilleurs moyens de calmer la
soif, et de prévenir la fièvre, quand la pénurie ou le
régime interdisent de boire, c'est de jeter de l'eau quelconque sur l'individu, jusqu'à ce que les vêtemens et le
corps en soient pénétrés à fond.

Lors cependant que l'emploi des fluides désaltérans,
à l'intérieur et à l'extérieur, ont été épuisés, ne reste-
t-il plus rien à faire pour calmer la soif, et prévenir la
fièvre, ces deux sœurs jumelles auxquelles il vaudrait
bien mieux donner le coup de grâce, que payer des
mois de nourrice par l'intermède des hôpitaux et de la
médecine ? Lorsque tous les fluides intérieurs et extérieurs ont été épuisés, il reste encore à se servir des
alimens solides ; et comme les alimens passent moins
vîte que les fluides intérieurs ou extérieurs, de tous
les moyens c'est le meilleur sans contredit auquel on
puisse avoir jamais recours. Un mot échappé de ma

plume dans une de mes lettres à M. Vandenvoshol,
(voyez pièces à l'appui, page 99 vers le haut); un mot
encore une fois qui m'était échappé en terminant ma
dépêche sur la possibilité de remplacer dans un camp
l'huile par le beurre, et le vinaigre par l'acide sulfurique, décida cet observateur aussi soigneux que hardi,
à unir sur le champ de l'acide sulfurique, non seulement
aux champignons et à la salade, mais encore au bœuf
en vinaigrette, aux côtelettes sur le gril, aux pigeons
à la crapaudine. Tout accoutumé qu'il était à la boisson
anti-fiévreuse, à la limonade de santé, au punch sulfurique tant chaud que froid, il éprouva une commotion
toute nouvelle, toute extraordinaire, mais dont il n'eut
pas de peine à se rendre compte. Tout ce qu'on ne
fait que boire, à moins qu'on ne s'en gargarise, séjourne bien peu dans la bouche. Tout ce qu'on ne fait
que boire, surtout hors des repas, et abstraction faite
des alimens solides, séjourne encore bien peu dans
l'estomac. Mais ce qu'on mange, ah ! ce qu'on mange,
séjourne bien autrement dans la bouche, véritable organe
de la soif, pendant qu'on le tourne et le retourne sous
les dents avec la langue, contre les parois du palais
hautes et basses. Même raisonnement à faire sur le passage du même acide combiné avec les alimens, par l'œsophage, le pilor, ainsi que toute la capacité de l'estomac.

Mais, s'écria au premier récit de tous ces faits et de
toutes ces analogies, le défunt médecin en chef de
l'armée, qui nous répondra que ce long séjour ne sera
pas un malheur de plus, de la part d'un agent chimique
qui, à lui seul, arrête les hémoragies ; qui est bien
connu pour rétrécir les vaisseaux ; qui est même connu

pour exercer son astriction, dans l'intérieur des vaisseaux, jusque sur les globules sanguins ? Je lui répondis qu'il y avait bien d'abord quelque différence à faire entre les grenadiers de l'armée Franco-Batave et de jeunes demoiselles ; que ce qui, pris avec continuité, avec excès par celles-ci, pourrait leur causer quelques inconvéniens, ne pouvait en avoir aucun pour nos colosses de sapeurs, de grenadiers, d'artilleurs ; mais que d'ailleurs ce qui décidait ici la question, c'était le moment de l'année dans lequel, non content de faire boire l'acide sulfurique, je le faisais encore manger. Et en effet, les quatre mois de grandes chaleurs étant une période, pendant laquelle les individus de tous les pays, de tous les sexes, de tous les âges, ne sont compromis que par un excès d'ouverture des pores, de relâchement du tissu cellulaire, d'appauvrissement de la lymphe ; il importe singulièrement à tous, et peut-être encore plus à celles qu'on paraissait principalement envisager, de ramener la force vitale au-dedans, de diminuer l'ouverture des pores, de modérer enfin la secrétion de la sueur précisément pour en entretenir et favoriser une autre. Mais je crois qu'il est temps de passer enfin au plus puissant préservatif de tous contre la soif et contre la fièvre, en un mot au café.

Le pays lui-même, qui est comme le sol originaire de cette plante incomparable, indique assez qu'elle doit offrir des ressources contre le plus cruel des maux qu'il endure. C'est là que retentissent encore les cris d'Agar, que l'ardeur de la soif va faire périr, auprès d'une cruche vide, et de son fils déjà étendu sans mouvement. C'est là que tout un peuple n'attendait plus que la mort, lorsque des ânes sauvages, dit Tacite, lui indiquèrent une source d'eau vive; lorsque son chef, dit la Bible, en fit jaillir une abondance miraculeuse. C'eſt là que la soif peut même enlever la victoire, ou en faire perdre les fruits; et, qu'indépendamment de ses chevaux, qu'indépendamment de ses armes, il faut encore au vainqueur la rencontre d'une eau torrentielle et vive, pour pouvoir achever la déroute de son ennemi. *De torrente in viâ bibet, proptereà exaltabit caput :* passage du pseaume 109. qu'aucun commentateur n'a entendu, et sur lequel l'illustre Lemaître de Saci lui-même avance pour explication le contre-sens le plus formel. L'eau et la soif, l'eau et la passion qui l'invoque, voilà tout ce qu'il faut voir dans ces pays, second berceau du monde, où le soleil verse des torrens de lumière ; mais où le sol enferme presque toujours dans ses entrailles, et dérobe par conséquent à la bouche desséchée le fluide, dont elle a le plus pressant besoin. Sans doute en y posant le trône, du haut duquel il devait parler presque face à face aux humains, l'Eternel y a également placé nombre de productions qui pussent calmer la soif et même la prévenir. La datte, la figue, surtout le fruit du palmier, sont autant de présens de ce genre. Ils suffirent avec l'art d'excaver les puits, pendant près de deux mille années, aux enfans laborieux et guerriers d'Isaac et d'Ismaël. Ils avaient eux-mêmes reçu un double antidote contre l'affaiblissement de leur espèce et l'abréviation de la vie, lorsque le Très-Haut avait indiqué à leurs pères l'usage de la chair des animaux et celui des boissons fermentées. De deux mille ans plus éloignés de notre création, affaiblis par les excès, atténués et flétris jusque dans les germes qui nous reproduisent , il nous fallait de nouveaux soutiens contre les maux qui nous assiégent ; or c'est tout aussi-tôt qu'ont paru pour nous le sucre et le café. Un nouveau monde s'est bientôt ajouté à l'ancien , comme un vaste laboratoire presque uniquement destiné à mieux nous en fournir. Les considérera qui voudra comme des alimens, moi je ne les envisagerai ici que comme les deux préservatifs dont nous devons surtout nous munir contre l'état de maladie trop général, dans lequel, à notre latitude , nous constitue réellement la chaleur.

Lorsque la chaleur forme l'athmosphère continue et permanente d'un pays, tous les habitans s'y accoutument dès l'enfance. Les alimens, les vétemens, les habitations, les mœurs, tout en prend sa direction, tout en reçoit l'influence, tout y répond ou y obvie. Ce sont les seuls momens, pendant lesquels le ciel semble se démentir, qui causent des maladies. Une seule pluie d'orage jette le trouble et le désordre parmi les hommes, comme parmi les animaux. J'ai vu en Espagne, à la première pluie causée dans le mois de Décembre, par un orage violent, quatre des six mules qui nous conduisaient, tomber comme mortes, et l'une d'elles en périr.

Observons que cette vicissitude, toute contraire à l'organisation habituelle qu'elle puisse être, ne saurait jamais produire de grands ni de longs ravages. Dans ces mêmes pays le froid est plutôt curatif que morbifère. Le premier choc reçu, on en retire des effets assainissans. L'air s'en épure, et quelques maladies même s'en guérissent. Quant aux pays habituellement froids, l'arrivée des chaleurs y est presque toujours l'époque des maladies les plus générales et les plus opiniâtres. La transpiration, l'affaiblissement, la soif, qui nous attaquent de front, et contre lesquels nous n'avons point de rempart, commencent par semer une multitude de maladies peu graves, parce qu'elles nous trouvent encore remplis de force. Mais si la transpiration, l'affaiblissement, la soif, s'emparent de nouveau de nous, comme c'est en de bien moins heureuses circonstances, c'est alors que nous devenons les victimes de notre imprévoyance autant que de ces fléaux ; c'est alors surtout qu'il faudrait s'être rendus forts de tous les secours que nous offrent réellement le sucre et le café.

J'aurais pu déjà révéler que, sauf l'addition de l'eau-de-vie de grain à l'acide sulfurique, à l'essence de citron et au sucre, ce dernier et triple mélange existe déjà depuis nombre d'années dans toute l'Italie, et ne cesse d'y remplacer le citron, avec une foule d'avantages dont l'économie n'est que le moindre. Seroient-ils assez honteux, tous ces critiques, mais surtout ces administrateurs, qui ont cru, ou qui ont feint de croire, que l'acide sulfurique ne présentait qu'un faisceau d'inconvéniens et de dangers ? Qu'auraient-ils à répondre au fait incontestable, qu'à Turin, Milan, Venise, Rome, Naples, ces villes qui ont été les premiers fanaux de la science, on a depuis long-temps renoncé à un végétal qui n'est qu'inconvéniens pour le transport, qu'inconvéniens pour la garde en magasin, qu'inconvéniens bien plus graves encore pour l'économie animale dans l'emploi long-temps continué ? Mais c'est d'une autre importation du même pays, bien aussi capitale , qu'il me reste à parler. Si ce n'est pas à Turin et Milan que j'ai reconnu la manière de brûler le café sans évaporation , si ce n'est que depuis peu et par un jeune prisonnier que j'ai appris qu'elle y existait aussi ; du moins n'ai-je pas à me reprocher, comme tant d'autres, d'avoir visité Venise , Naples et Rome , sans y avoir reconnu le procédé le plus ingénieux quant à l'idée , le plus transcendant quant à l'effet , le plus économique quant à la dépense , sur une plante qui ouvre bien plutôt les portes du ciel qu'elle n'orne et n'embellit la terre.

J'ai prouvé , depuis les attestations de mes deux coopérateurs , jusqu'à la mort du certain médecin en chef inclusivement , que les boissons non fermentées qui mettent en jeu l'excitabilité, par cela même bien supérieures au flambeau de Promethée, ne faisaient pas seulement des hommes, mais faisaient des hommes aimables, actifs , braves, vertueux. Une des productions de l'Asie vient prendre le milieu entre ces boissons qui ne font mouvoir que l'excitabilité , et le café qui procure l'extase. Cette substance est le thé. Du thé fait selon toutes les règles observées en Hollande, et pris fort chaud , me conduit au même point que toutes les boissons à l'acide sulfurique , surtout celle dans laquelle on unit l'eau-de-vie de grain à cet acide. Qu'on se garde donc bien de débiter avec l'illustre Roberston dans son ouvrage sur l'Inde, excellent d'ailleurs, que le thé n'est qu'une boisson de fantaisie , et qui doit toute sa vogue à l'usage. Mais tous les hommes ne sont pas excitables , ou du moins ne le sont pas au même degré. Ce doit être un malheur commun à presque tous les Anglais, de ne l'être aucunement, ou de l'être fort peu. Encore ici a-t-on droit de dire d'eux, *et penitus toto divisos orbe Britannos.* Mais détournons promptement les yeux des pays où le thé ne produit aucune sensation morale, par suite de l'épaisseur physique. Vous m'appellez déjà femmes aimables et sensibles, qui nées dans des pays moins négligés de l'astre du jour, avez reçu l'organisation délicate et vive avec laquelle on sent et l'on aime — Vous surtout sensibles et belles habitantes des côteaux fortunés d'où j'écris, de ces côteaux dont le fruit privilégié produit de tous les vins le plus fameux; ce vin qui va porter la gaieté, l'alégresse, l'esprit à tous les autres pays assez heureux pour en recevoir les contenans sans fracture! Mais la joie spirituelle et vive que produit votre vin, lors surtout que c'est par vos mains si blanches qu'il est versé; (*) mais cette gaieté sémillante et suave, comme les flots mousseux de votre nectar chéri, ne sont pas encore les délices de l'extase.

O extase! suis-je bien digne moi-même de peindre ta nature divine, tes jouissances céleftes? (**) Il m'est si

______

(*) J'ai observé dans tous les pays où j'ai porté mes pas, que les contrées qui produisent la craie, le blanc d'Espagne, la terre à pipe, par une suite sinon nécessaire du moins très-naturelle, donnent à la dentition et à la peau des femmes la plus remarquable blancheur.

(**) Je crois avoir bien autant de droit de m'adresser à l'extase, qu'en avaient les Romains de s'adresser à la fièvre, comme ils l'ont fait incontestablement dans cette inscription, que je donne pour authentique, toute extraordinaire qu'elle puisse paraître.

FEBRI DIVAE FEBRI

SANCTAE FEBRI MAGNAE

CAMILLA AMATA PRO

FILIO MALE AFFECTO P.

reconnu que l'extase est le plus bel appanage de l'homme
et de la femme, doués de tout ce qui rend l'être humain accompli ; j'ai tellement appris à mesurer la bonté
du caractère, la finesse de l'esprit, l'élévation de l'ame,
par le plus ou le moins de disposition à l'extase ; je suis
si convaincu que je ne bannirais pas seulement la fièvre,
mais que je ramenerais l'âge d'or, si je pouvais répandre et persuader tout ce que je sais sur l'extase ; je me
sens si dégagé de la terre, si rempli d'un feu nouveau,
si rapproché des sphères céleftes (*tunc sublimi feriam
sydera vertice*) chaque fois que je prends seulement la
plume pour écrire sur l'extase ; j'ai enfin tant de plaisir
à exister, même sous le poids de toutes les horreurs
qui m'accablent, dès que je pense seulement à l'extase ; oui, j'ai alors tant de plaisir à m'occuper de toutes ces horreurs elles-mêmes, que je voudrais une langue, des traits, des couleurs d'un genre tout nouveau,
pour en entretenir les autres, que dis-je ? pour m'en
rendre à moi-même un digne compte.

J'ai osé, pour la première fois, penser que je ne
m'étais pas mépris sur le genre de ravissement que procure du café bien fait, lorsque l'illustre anatomiste
Scarpa, de l'université de Pavie, auquel j'en parlais un
jour confidentiellement, (*) m'eût réparti que ce que j'é-
prouvais par fois, en prenant du café, était exactement
l'effet qu'il produisait toujours chez les Turcs, après en
avoir pris, mais tel qu'ils le choisissent, le brûlent et
l'infusent. Aussitôt que les Turcs de première condition,

______

(*) Il finissait alors son traité anatomique de l'œil, que les
Anglais lui ont acheté mille guinées, par admiration, si ce n'est
par extase.

m'ajouta-t-il, ont pris leur café (je dis le leur et non pas le nôtre) ils entrent dans un état qui ne leur permet plus ni de parler, ni de marcher, ni d'agir. Ils ne sont plus qu'à sentir. Il est aussi défendu à leurs esclaves de laisser arriver qui que ce soit auprès d'eux, que s'ils étaient en conférence sur le salut de l'état. Il est plus défendu de troubler leur extase, que de troubler leur sommeil. Et alors sans doute ces hommes, par nature, par alimens, par climat, les plus éminemment sensibles, jouissent tant, qu'ils sont chacun comme un univers à eux-mêmes.

Ce dernier trait de la définition de M. Scarpa est ce que j'ai toujours le plus clairement distingué , dans l'extase que je réussis à me procurer, toutes les fois que je puis rectifier tous nos détestables moyens de préparer le café. L'extase est entièrement consumée dans du càfé trop brûlé. L'extase est entièrement évaporée dans du café fait à vaisseau ouvert, et non pas très hermétiquement fermé. L'extase est décomposée dans du café soumis à l'ébullition , ou tandis qu'on le fait , ou pendant qu'on le sert. L'extase est noyée dans du café sur lequel on a versé plus de demi once d'eau par demi once de café. Mais lorsqu'on a mis d'abord à profit ce que j'ai revélé sur la manière de torréfier le café à Naples, Rome , Vénise, et ce qu'un jeune prisonnier a depuis confirmé avoir également lieu dans les ci-devant états de l'Empereur d'Autriche, jusques et y compris la capitale du Piémont ; (voyez pièces à l'appui, page 258) lorsqu'on a enfermé sa poudre de café grossièrement moulu, à épaisseur convenable, dans un cylindre de cafetière à crible ; lorsqu'on n'a jeté poids pour poids, en eau, que le poids du café ; orsqu'on a reçu l'infusion dans un vase dont le fond porte sur l'eau bouillante d'un bain-marie, et non pas sur le feu nud de braise, de tourbes, même d'une mêche à l'esprit de vin ; alors on peut se promettre l'extase, c'est-à-dire, le moyen de jouir moralement autant qu'on en est susceptible.

L'extase est extrêmement chaste ; et aussi les Turcs eux-mêmes, pendant qu'ils l'éprouvent, ne se livrent-ils pas au physique de l'amour. Mais cet état divin, encore sous ce point de vue, fait reconnaître mieux que jamais à un mari toutes les qualités, toutes les grâces de sa femme. Il a trop de plaisir à la voir, pour penser à en jouir autrement. L'un et l'autre, pendant cette crise délicieuse, repassent plutôt en eux-mêmes les plaisirs qu'ils ont eus, qu'ils ne pensent à en goûter de nouveaux. L'extase raccommoderait probablement bien des ménages. L'extase est le premier secret qu'on puisse révéler à de jeunes personnes, sur le nouvel état qui les attend. Elle servirait de passage entre un calme absolu de douze ou quinze années, et une crise qui, selon le degré d'excitabilité, peut avoir des effets bien orageux. L'extase servirait mieux encore de préparation aux ames dégagées des sens par état, et n'aspirant qu'aux jouissances cœleftes. L'extase à proprement parler ne fait aimer que moralement. Mais comme un mari aime encore sa femme au moral ; comme une religieuse n'aime l'époux qu'elle a choisi qu'au moral ; ce sentiment singulier et délicieux se trouve avoir un empire aussi étendu, que ses effets sont profondément ignorés.

Si l'extase ne porte pas à la génération physique, combien elle aide, combien elle est propice, à la génération morale ! Restes précieux de notre ancienne gloire poëtique, Delille, Fontanes, Esmenard, Daru, que ne puis-je vous persuader de ne prendre la lyre, qu'après vous être préparés par tous les véhicules de l'extase ! Et vous ornemens nouveaux de notre tribune aux harangues, ou de notre tribune évangélique, Garat, François de Neuf-château, Lejéas, Boulogne, que ne puis-je également obtenir de vous le renoncement total au mode profanateur de la substance qui, mieux préparée, ajouterait tant de force à votre débit, tant de grâce à votre élocution ! Vous en offenserez-vous ? mais c'est par vous que j'ai osé concevoir l'idée de finir mes métamorphoses. Vous êtes déjà l'admiration et les délices de tous ceux qui vous lisent ou vous entendent. Mais je dis à tout le monde . . . . . Hé, combien ne seraient-ils pas encore plus enchanteurs, plus ravissans, plus divins, si la nouvelle source d'Hippocrène, faisant d'eux des hommes nouveaux, me permettait de publier à l'univers, d'inscrire pour la postérité, qu'ils sont au nombre de ceux qu'a changés l'extase !

> *In nova fert animus mutatas dicere formas*
> *Corpora. . . . .*

Et vous aussi, Héros immortels ! Souverains que le ciel nous a rendus dans sa clémence ! qu'il me soit permis de vous annoncer des jours encore plus heureux, des victoires plus éclatantes, et, si j'ose le dire, des triomphes rémunérateurs. Vous avez abattu sous vos armes victorieuses tout ce qui vous résistait, ou pouvait vous résister depuis l'Elbe jusqu'au Niemen. Vous avez entouré tout le continent d'un mur qu'ont fondé vos victoires, que défend la terreur de vos armes. Mais il reste encore à détruire le repaire de toutes les coa'itions, l'atelier de toutes les machines infernales, la source plus qu'amère d'où partent depuis vingt années tout le sang, toutes les larmes qui coulent sur les deux mondes. Heureusement il n'y a point d'extase pour ces affreux insulaires ; mais l'extase naît de votre nom, et s'entretient au seul penser de vos exploits. Que sera·ce, lorsque d'heureuses combinaisons physiques mettront la dernière main à ce précieux ouvrage ? Et je ne les promets pas moins à Votre Majesté, qu'à son auguste et incomparable Frère, jeune Roi, que ses vertus, que tous les cœurs, ont appelé sur le trône de Hollande, c'est-à-dire, du plus beau et du plus sage pays de la terre. Dans quelle extase j'entre, à la noble pensée qu'un Prince de mon pays a réuni et fondu ensemble tous les avantages, toutes les brillantes qualités des deux nations ! Peut-être, Sire, après avoir été le premier Français qui ait passé le Wal dans ce doux espoir, serai-je assez heureux pour concourir à la dernière partie du si bel ensemble ; à la restauration entière des sciences et des arts, par une heureuse fusion des talens, des moyens, des secours que le Nord seul peut actuellement fournir au Midi ; comme j'avoue que j'en ai tiré moi-même presque tous les élémens de l'ouvrage, auquel je consacrerai mes derniers efforts, de celui sur lequel j'ai reçu ce témoignage, aussi cher à mon esprit qu'à mon cœur, de MM. Martin Stuart, ministre de l'église Rémonstrante à Amsterdam, et Sébalde Fulco Jean Raw, professeur de langues Orientales à Leyde.

MARTIN STUART,

A L'ADJUDANT GÉNÉRAL

QUATREMÈRE - DISJONVAL.

« ENTHOUSIASMÉ de vos recherches sur la véritable
» origine de l'écriture qui, ainsi que celle des peuples,
« était perdue dans l'abyme du temps, je vous renvoie
« votre travail, en vous félicitant de ces belles décou-
« vertes. D'autres n'avaient fait que soupçonner l'inté-
« ressante vérité que vous seul avez tirée de la nuit des
« siècles, et environnée de la plus rayonnante lumière.
« Qu'ils poussent des cris de joie tous ceux qui ont le
« goût, la force, le courage, de remonter jusqu'à la
« la source de l'érudition ; qui, rivaux des plus beaux
« génies d'Athênes et de Rome, achèvent de dissiper
« les ténèbres de la barbarie et de rendre à la litté-
« rature son véritable éclat ! Pour moi, si j'ai autre-
« fois déploré votre sort, je bénis presque aujour-
« d'hui l'affreuse captivité, qui vous a permis de vous
« livrer à des méditations si profondes. Grâce à la force
« indomptable de votre génie, les chaînes que vous avez
« portées pour le gouvernement Batave en héros, n'ont
« servi qu'à attacher au berceau de l'esprit humain ce
« même génie qui, semblable à l'oiseau de Jupiter,
« planait avant d'un vol trop libre par toute l'étendue
« des cieux. Cette prison, qu'enfin les Français,
« nos libérateurs, ont su ouvrir, n'en était point
« une pour vous. C'était un Lycée, dans lequel vous
« attendait la plus belle de vos couronnes littéraires.

« Continuez de dissiper les nuages dus aux seuls Moder-
« nes. Que le jour de la science et de la vérité fasse dispa-
« raître les vaines prétentions de nos Pédans ! La tendre
« Enfance même, pour laquelle les lettres étaient un
« tourment si cruel, bégaiera désormais vos louanges.

<table>
<tr><td>Fait à Amsterdam,
le 8 Février 1796,
*L'an 2 du Gouvernement
Batave.*</td><td>Traduit du Latin par
S. F. J. RAU,
*Professeur en l'Université
de Leyde.* (*)</td></tr>
</table>

————————————————————————

(*) Je dois convenir au reste que c'est également sur les premières portions de cet ouvrage (mon Idéologie Démontrée Physique)
que j'ai été réclamé d'une manière si flatteuse par le gouvernement
Français, lors de l'entrée de ses troupes victorieuses en Hollande,
et qu'ont été prises sur mon retour dans ma patrie toutes les résolutions, dont la première est signée de S. A. S. le Prince Archi-
chancelier, alors président du Comité d'administration, et dont
voici la dernière :

« Je soussigné Commissaire des relations extérieures, certifie
« qu'en vertu d'un arrêté du 3 pluviôse dernier, pris d'après un
« rapport de la Commission des relations extérieures, il a été écrit
« aux Représentans du peuple en Hollande, à l'effet d'assurer,
« sans délai, la mise en liberté du citoyen Quatremère-Disjonval,
« prisonnier d'état à Utrecht depuis 1787, et de lui faciliter son
« retour dans sa patrie. En foi de quoi j'ai signé et fait contre-
« signer, par le secrétaire général des relations extérieures, le
« présent certificat, auquel j'ai fait apposer le sceau de la Com-
« mission.

« A Paris, le 4 floréal an 3 de la République. *Signé* COLCHEN.

« *Et par le Commissaire des relations extérieures :*
« Signé LENORMAND. «

PIÈCES

PIÈCES

Tendantes à prouver l'inconvenance du Vinaigre pour aciduler l'Eau pendant les chaleurs.

PIÈCES

Tᴇɴᴅᴀɴᴛᴇs à prouver l'inconvenance
du Vinaigre pour aciduler l'Eau pendant les chaleurs.

~~~~~~~~~~~~~~~~

LIBERTÉ.   ÉGALITÉ.

ARMÉE D'ITALIE.

RÉPUBLIQUE FRANÇAISE.

Division stationnée
entre Crémone et
Mantoue.

Au quartier-général de Crémone, le
5 thermidor de l'an 3 de la République Française une et indivisible.

MIOLLIS, *Général de Division Commandant*,
à l'Adjudant général Qᴜᴀᴛʀᴇᴍᴇ̀ʀᴇ-Dɪsᴊᴏɴᴠᴀʟ.

Lᴇs maladies, qui se multiplient, demandent, Citoyen
Général, la plus grande sollicitude pour y porter remède.
La mesure la plus efficace me paraît être celle de former sur
le champ un conseil de santé, que je vous invite à présider.

Il sera composé des physiciens, médecins, chirurgiens,
et pharmaciens Français et Italiens, les plus versés dans
les sciences spéculatives et pratiques.
~~~~~~~~~~~~~~~~

Je vous prie de le convoquer demain dans la journée, et de l'inviter à me faire un rapport ;

1.º Sur la qualité de l'air de Crémone comparativement à celui du restant du département du Haut-Pô ;

2.º Sur les sites les plus salubres pour les casernemens et cantonnemens des troupes ;

3.º Sur le régime qui leur conviendrait le mieux pour se préserver des maladies, et sur la manière de les traiter.

Je laisse à votre vive philantropie les moyens d'activer avec célérité et succès cette source de santé pour nos malades.

Salut et fraternité.   MIOLLIS.

RAPPORT

Au Général MIOLLIS *sur les Maladies régnantes dans la Division stationnée entre Crémone et Montoue, par le Cit.* QUATREMÈRE-DISJONVAL, *Adjudant Commandant attaché à la même Division.*

CITOYEN GÉNÉRAL, vous avez vu avec douleur, et avec encore plus de crainte, une maladie accompagnée des plus graves symptômes, envahir tout à coup la plus grande partie des troupes qui composent votre division. L'affluence journalière des malades dans les deux grands hôpitaux de Crémone vous a engagé à vous porter aussitôt dans les cantonnemens de la neuvième demi-brigade légère & de la quarante-quatrième de ligne, qui paraissaient en fournir davantage. Pendant le temps même que vous passiez celle-ci en revue, trois volontaires sont tombés sans connaissance par l'effet de la maladie qui emparait d'eux. Peu de jours après, le citoyen Saudeur , Chef de brigade de la 44.ᵉ , est venu vous prévenir qu'en un seul jour il avait vu dix-sept volontaires attaqués de cette espèce de contagion, sur une compagnie que la bataille de Marengo avait extrèmement réduite. Vous avez aussitôt créé un conseil de santé composé des plus habiles médecins et officiers de santé que la France et l'Italie vous offrissent , tant dans la ville de Crémone que dans ses environs. Vous avez voulu que je présidasse ce conseil de santé aussi long-temps que vos occupations vous empêcheraient de le présider vous-même. Actuellement que des visites , des discussions, des tentatives de beaucoup de genres, me mettent à portée de vous rendre un compte exact de tous les caractères de cette épidémie , ou plutôt de cette endémie , ainsi que des moyens qui, d'une part, en ont arrêté les effets, d'une autre, en ont détruit les causes ; ce sera sans doute ajouter une époque des plus brillantes à celles d'une campagne déjà si glorieuse, qu'annoncer un genre de victoire qui n'a què trop manqué à nos premières campagnes d'Italie, la destruction présente et future des levains morbifiques qui enlèvent quelquefois des armées entières.

Un autre sentiment se joint à celui-ci, et anime le cours de ma plume , en commençant ce rapport. J'ai toujours regardé comme des coopérateurs bien précieux de l'étonnant succès de nos armes , les médecins et officiers de santé qui appliquent leurs connaissances à la guérison ou au traitement des braves militaires, qu'ont attaqués les miasmes ou le fer de l'ennemi; mais je n'ai jamais mieux reconnu qu'en cette dernière campagne, de combien la France s'élève encore au-dessus de toutes les nations belligérantes par la transcendance et l'habileté de ses médecins et chirurgiens militaires. Je rendrai successivement et distinctement hommage aux services que j'ai retirés de plusieurs d'entre eux dans cette tâche. Hélas ! leur récompenfe fe trouve presque toujours bornée au souvenir du bien qu'ils ont fait. Oui, je les compare eux-mêmes à la Divinité qu'on invoque avec tant de ferveur dans la souffrance, et qu'ou oublie avec le retour de la santé.

Le citoyen Pennet, chirurgien en chef de la division, et y réunissant les fonctions de médecin en chef, m'a paru classer fort à propos les causes de la maladie régnante, en causes éloignées et causes prochaines. Il donne pour causes éloignées la singulière fatigue qu'ont subie les volontaires composant l'armée d'Italie, presque tous conscrits, venant, pour le plus grand nombre, de la partie occidentale ou même septentrionale de la France, ayant subi des marches auxquelles ils ne peuvent être accoutumés, ayant franchi enfin les Alpes pour leur début dans la carrière des armes, tandis qu'Annibal eut tant de peine à les franchir avec de vieux soldats. Il ajoute à ces mêmes causes l'énorme disparate que causerait à toute espèce de combattants l'ascension de montagnes, ou couvertes de neiges, ou plus refroidissantes encore par le commencement de la fonte des neiges, et l'atmosphère brûlante qui s'est établie à partir du jour de la bataille de Marengo. Le feu d'artillerie & de mousqueterie sans exemple qui a embrasé pendant tout ce jour une des plus belles plaines de l'Italie a-t-il donc modifié l'atmosphère elle-même ? Et le premier Consul a-t-il, en cette journée à jamais mémorable, interverti jusqu'à la nature des météores ? Ce que je sais, c'est que tout à coup l'air est devenu de feu. J'ai subi moi-même, en retournant du champ de bataille de

Marengo à Pavie, une révolution totale dans mon être. Un passage si subit de la température humide et froide à une température également sèche et chaude a dû produire sur tous nos héros montagnards un contraste d'autant plus violent, qu'ils y étaient moins préparés. Je passe aux causes que le citoyen Pennet appelle ici causes prochaines.

La divifion que vous commandez, Citoyen Général, est située au centre de ce terrain si fertile dès le temps des anciens Romains, dès le temps de Jules-César, que celui-ci fit de Crémone et de ses environs la principale récompense de ses légionnaires. *Mantua væ miseræ nimiùm vicina Cremonæ !* s'écrie Virgile, dont tout retrace ici les accens plaintifs sur le malheur qu'il pensa partager lui-même. Mais tant de richesses ne se retirent du sol qu'en l'inondant par des canaux artificiels. Crémone et ses environs se trouvent situés au plus bas de ces eaux produites par l'art : c'est dans la partie qui en est le plus coupée que la 44.ᵉ de ligne a eu et a encore ses quartiers. Le citoyen Pennet me paraît donc prononcer avec beaucoup de raison que l'humidité du pays en général, celle des lieux où est située la demi-brigade commandée par le citoyen Saudeur en particulier, est la cause prochaine du nombre excessif de malades qui se trouvent y être hors de service. Vous vous rappelez que c'eſt entre les bourgs appelés *Aqua Longa* et *Aqua Longetta* que vous avez passé cette demi-brigade en revue. Lorsque le nom lui-même d'un pays distille l'eau, comment s'en sauver ? Il est cependant ici encore une planche après le naufrage. Nous avons eu le bonheur de la saisir ; mais il faut, avant de la faire connaître, caractériser de plus en plus le pays lui-même.

J'ai établi plus haut une différence spéciale entre les

mots épidémie et endémie. Cette distinction m'a été rappelée, dès la première séance du conseil de santé, par le citoyen Verrier, officier de santé de la 96.º demi-brigade. Il est très-important d'observer ici que la seconde cause ou la cause prochaine de la maladie de nos soldats ne tient point à ce qu'on appelle épidémie, mais bien à ce qui s'appelle et doit s'appeler endémie. L'épidémie est un fléau qui semble tomber tout à coup du ciel sur la terre, ou plutôt qui est apporté d'un pays dans un autre par des individus ou des substances pestiférées ; telle fut la trop fameuse peste de Marseille. L'endémie, au contraire, est une maladie inhérente au pays, et qui y est ramenée chaque année si elle n'est qu'éphémère, ou qui y règne constamment si elle est chronique. Pourquoi faut-il qu'il y ait, par exemple, des peuples condamnés, par ces vices locaux, à l'imbécillité, comme le sont une très-grande partie des habitans du Valais ? Ou plutôt pourquoi faut-il qu'un des pays de la terre où l'on naît avec le plus d'esprit, que la ville de Crémone enfin, que la ville la plus prochaine de Mantoue, soit assujettie à des fièvres endémiques, qui ne sont pas cependant un mal sans quelque dédommagement, si elles ont fourni à Virgile, par les tableaux qui le frappèrent dès sa jeunesse dans sa patrie, les couleurs ravissantes qu'il a employées à peindre les effets de la fièvre, et des autres maladies qui lui ressemblent, tant sur les hommes que sur les animaux ?

La première cause de la maladie de nos soldats est donc une prostration de forces, comme l'a exprimé encore le citoyen Florance, officier de santé de la 44.º demi-brigade, par un mot aussi énergique que vrai. Je le partageais moi-même, lorsqu'il le désigna si bien, cet état d'un affaiblissement universel, d'une accélération du pouls qui ne comporte plus le sommeil , d'un dégoût pour toute nourriture solide qui va jusqu'à l'aversion , d'une soif, ou plutôt d'une passion pour le premier des fluides, qui m'eût fait attribuer infailliblement l'origine des connaissances humaines à l'eau dans mon voyage d'Italie , si les mêmes souffrances , les mêmes crises de soif , ne m'avaient conduit à cette vérité lors de mon voyage en Espagne.

Mais la seconde cause du mal régnant est évidemment l'humidité locale du Crémonois , qui n'épargne pas plus les habitans nés dans le pays que les habitans accidentels ; qui y donne plusieurs fois dans leur vie des fièvres opiniâtres à tous ceux qui devraient être beaucoup plus familiers avec le climat , d'après ce proverbe *que l'habitude est une seconde nature* ; qui a fait prononcer par les citoyens Caccin et Nicolaï , médecins de Crémone , et membres du conseil de santé, qu'il y a une fièvre particulière attachée au Crémonois ; en deux mots *une fièvre constitutionnelle* , ainsi qu'ils l'ont appelée dans leur mémoire, en la désignant par un mot de la langue Française , non encore usité que je sache , mais si convenable , que la Médecine consentira , je n'en doute pas , à l'employer désormais.

On a cherché, sans doute, à assurer le meilleur état possible au soldat français en Italie, après qu'il l'a eu reconquise. Mais il ne faut pas plus long-temps le dissimuler, il n'y a au-dessus de ses exploits que les privations qu'il endure. Il trouve à peine dans ses cantonnemens quelque peu de paille de blé de Turquie pour se coucher. Cette paille est peu rapprochée de sa nature ; elle est fibreuse et cassante ; elle est donc aussitôt détruite qu'employée. Dans beaucoup des maisons qui lui sont ouvertes comme par charité, on le réduit en outre à n'habiter que le bas , qui est nécessairement la partie la plus humide ; & on emploie la partie supérieure à retirer les meubles , comme s'ils valaient mieux que des hommes. Il résulte de ces deux circonstances, que la plupart de nos volontaires ne se sont pas déshabillés depuis près de deux mois , qu'ils ont cessé cependant d'être en présence de l'ennemi. Or , ne point se déshabiller est toujours un très-grand inconvénient sans doute ; mais c'est une cause directe de maladie dans les pays chauds , et sur-tout par les plus grandes chaleurs des mêmes pays. Pourquoi le législateur des Hébreux et celui des Arabes ont-ils recommandé , au nom de Dieu, les lotions les plus fréquentes ? Pourquoi nulle cérémonie ne se commence ou ne s'accomplit-elle chez eux sans des immersions , des ablutions ? C'eſt que , dans ce pays , il ne suffit pas, pour être sain, de déposer même fréquemment ses habits , il faut de plus déposer tous les corps étrangers que la transpiration accumule à l'entrée des pores ; il faut s'y débarrasser, le plus fréquemment possible , d'émanations produites par la chaleur et presque aussitôt putréfiées , presque aussitôt devenues mortelles , si elles sont résorbées par les voies que la nature consacre à l'absorption à côté de celles qu'elle emploie à la dépuration. Si ces principes sont vrais, s'ils viennent d'être de nouveau développés , et plus particulièrement encore par les membres du conseil de santé, dus à la ville de Crémone ; que faut-il penser de l'état d'individus qui vivent dans leur linge et leurs habits, qui ne s'en dépouillent de loin en loin, que pour reprendre une chemise grossière, et rentrent aussitôt dans leurs vêtemens comme la tortue dans son écaille ; mais avec cette différence que l'écaille de celle-ci fait partie de sa nature, et descend toujours avec elle dans l'eau dont elle fait un si grand usage?

Le soldat, il faut en convenir, a encore ajouté à la masse de ses calamités, en se jetant avec une espèce de fureur sur les premiers fruits que lui présentait un pays où ils sont en abondance. Un tel excès lui eût été nuisible quand même ces fruits eussent atteint leur maturité ; ils lui ont été d'autant plus funestes qu'ils étaient plus verts. Il faut en dire autant de l'eau, dont la soif le porte à boire, ou plutôt à absorber une si grande quantité. Cet excès lui eût relâché l'estomac, quand même l'eau eût été des plus pures : remercions le ciel de ce que les maladies n'ont pas été plus multipliées, surtout de ce qu'elles ne se trouvent pas plus graves, après l'usage universel, & pour ainsi dire forcené, d'eaux qui n'ont cessé, dans leur cours, d'arroser le maïs, de rouir le chanvre, de décomposer et d'entraîner des particules végétales et animales de je ne sais combien de natures; en sorte que ce que boivent nos soldats avec tant de passion, aux portes de Crémone, est la lie ou le résidu des arrosemens de mille lieues carrées de pays.

Je vous ai résumé, citoyen Général, ce que m'ont fait connaître des causes de la maladie ou endémie régnante, par leurs savantes discussions ou leurs excellens mémoires, les citoyens Pennet, Florance, Verrier, officiers de santé de l'Armée Française ; les citoyens Mina, Caccin, Nicolaï, qui ont été adjoints aux services de nos hôpitaux, et qui font partie du conseil de santé permanent près la municipalité de Crémone. C'est le moment de vous communiquer ce que les mêmes observateurs pensent de la maladie en elle-même. Le caractère de cette maladie est une fièvre continue, rémittente ou bilieuse, laquelle cesse au onzième ou quatorzième jour. Les symptômes qui la constituent ou l'accompagnent sont une faiblesse marquée, une langueur d'estomac accompagnée de nausées, la langue pâteuse et chargée, le pouls faible, le cours de ventre. Les causes prédisposantes de cette maladie, c'est-à-dire, les fatigues extraordinaires, les marches forcées, la fréquente et longue suppression d'alimens, une chaleur insolite, sont ce qui lui a donné par fois un caractère de gravité qu'elle n'a point par elle-même. Car la maladie, comme endémique et non épidémique, a intrinséquement un caractère très-benin; et si vous avez été justement alarmé, Citoyen Général, par la prodigieuse quantité de malades, vous devez être bien rassuré par la promptitude de leur cure, surtout par le nombre heureusement si petit des morts. Sur sept cents malades entrés depuis le 1.ᵉʳ Thermidor, dans les deux hôpitaux de Crémone, trois cent trente étaient déjà sortis le 11, et huit seulement ont payé le tribut à la nature.

Le traitement qui a eu des effets si heureux, et sur lequel les médecins, tant Français qu'Italiens, se sont accordés, consiste à administrer, dans le commencement, un léger émétique avec les décoctions de Tamarin, pour décharger l'estomac du levain bilieux qui y séjournait, puis des corroborans. Mais si les causes prédisposantes de la maladie, si son caractère, si son traitement, sont actuellement bien connus, essayons de nous élever une première fois à cet ordre de considérations qui n'a point encore pris sa place dans la chose publique; à ces considérations, tout à la fois philantropiques et militaires, qui tendent à conserver les soldats, d'abord parce qu'ils sont hommes, et ensuite parce qu'ils sont défenseurs de la patrie; à ces considérations

qui diminueraient de moitié les hôpitaux , parce qu'elles
préviendraient les maladies qui envahissent une si grande
partie des armées , à ces considérations qui germaient , sans
doute, déjà dans le génie et dans le cœur du maréchal de Turenne , lorsque des pères et même des mères , lui amenaient
leurs enfans, en le suppliant avec larmes de vouloir bien
les enrôler parmi ses soldats; lorsque ses soins pour eux passaient pour un moyen plus préservatif que la guerre ne
semblait un fléau destructeur ; lors enfin , que ses camps
et ses retranchemens passaient moins encore pour une école
de guerre , et aussi de mœurs , que pour une enceinte pri-
vilégiée, presque sacrée , de laquelle ne pouvait approcher
la mort par la voie des maladies.

Citoyen Général, on peut bien dire que les soldats Français
en passant sous vos ordres, ont retrouvé toute la paternité de
ce Grand Homme. Votre sollicitude pour eux vous a fait
désirer d'abord de vous attacher cet Officier , dont on a dit
long-temps qu'il ne fallait point lui donner de commandement parce qu'il était trop brave , ni lui confier de soldats parce qu'il était trop savant. Ah ! vous l'avez senti ,
que , dans cette époque si désastreuse pour les lettres et
les sciences , tout ce qui reste de savans appartient de
droit aux armées ; que la science d'ailleurs ne peut
s'élever à un plus noble emploi que celui de diriger les
défenseurs de la patrie ; que les plus savans hommes de
l'antiquité en ont partagé toutes les guerres ; que c'est là
que Socrate a exposé son sang, et qu'Archimède l'a versé !
Mais vos présomptions ne se sont trouvées que trop bien
et trop promptement fondées. A peine avez-vous eu pris
le commandement de la division stationnée sur l'Oglio,
qu'il a éclaté une maladie des plus alarmantes Vous

m'avez chargé de rassembler tous ceux qui pouvaient vous éclairer. La maladie a été aussi promptement arrêtée que parfaitement connue. Vous desirez maintenant, et vous desirez le premier, qu'on se serve des symptômes d'une maladie, de ses effets, de sa cure même, pour s'élever aux moyens de la prévenir. Je vais vous rendre compte de ce que ces mêmes médecins, ces mêmes amis des soldats, ces mêmes dépositaires de votre confiance à si bon titre, ont également prononcé sur cette matière toute nouvelle : heureux, et mille fois heureux, d'avoir pu contribuer moi-même, par une mesure que j'ai indiquée, à assurer, peut-être pour des siècles, le succès de celles qui déjà leur sont dues !

Les officiers de santé susnommés ont déclaré qu'un des moyens les plus sûrs, et en même temps les plus à la disposition des généraux, d'empêcher le soldat de tomber dans cette prostration de forces, cette langueur, et enfin la fièvre qui ne tardait pas à s'ensuivre, était d'abord de changer l'heure de l'exercice. Depuis l'armistice, on a cru ne pouvoir mieux faire que de placer l'heure de l'exercice à trois heures du matin. C'est précisément en ce pays l'heure à laquelle, pendant la crise des chaleurs, on commence à pouvoir dormir. On arrachoit donc le soldat, je ne dirai pas du lit puisqu'il n'en connaît pas encore, mais de la caserne ou de son logement, à l'heure où il eût pu réparer les effets d'une insomnie attachée au climat. On le tirait, tout en sueur, de sa résidence, pour le transporter dans des plaines, sur des remparts, où la fraîcheur répercutait sa transpiration ; où la fraîcheur lui faisait autant de mal, qu'éprouvée ou reçue dans les habitations elle eût pu lui faire de bien. Vous avez déjà fait mettre à l'ordre, Citoyen

Général , que l'exercice n'aurait plus lieu désormais que de quatre à sept heures du soir. Mais sera - ce une seule divison de l'armée d'Italie qui jouira de ce bienfait paternel ? ou sera-ce la totalité de cette brave et invincible armée ? Ne croirez-vous pas , d'après l'avis des hommes sages qui vous l'ont suggéré , d'après sur-tout les effets précieux qui déjà en résultent, ne croirez-vous pas , dis-je , qu'il eſt bien digne de vous de chercher à répandre cette loi si sage sur toute la ligne ; de chercher à brider ces excès de rigueur envers le soldat qui appellent toujours les mesures les plus sévères ou les plus fatigantes , qui persuadent entre autres que la privation du repos est un des meilleurs moyens d'entretenir la discipline , tandis que ce même maréchal de Turenne disait si souvent qu'il aimait mieux mener au combat un soldat qui s'était bien reposé que trois qui n'avaient point dormi ?

On a proposé, de plus, d'ordonner le plus strictement aux militaires de rentrer dans leurs habitations une demi-heure après le soleil couché ; de leur prescrire également de tenir , toute la nuit, leurs fenêtres soigneusement fermées ; de ne leur destiner enfin que des logemens par haut, et jamais de logemens par bas.

Mais les médecins Italiens ont insisté singulièrement pour que nos soldats se dépouillent souvent de leurs chemises et de leurs habits, qu'ils cherchent à se débarrasser, par l'usage du bain, des résidus de leur transpiration ; et j'ai tellement éprouvé les effets merveilleux de ce traitement, que je n'ai rien épargné pour trouver un local qui y fût approprié dans les environs de cette cité. Vous m'avez d'ailleurs chargé, Citoyen Général, des reconnaissances ; et c'en était une bien digne d'occuper , d'absorber même toute mon attention , que la découverte d'un cours d'eau moins dangereux que le cours du Pô, moins sujet à se troubler , sur-tout, ah! sur-tout, moins sujet à entraîner , dans son cours rapide et inégal , ceux de nos volontaires qui auraient pu ne savoir point nager. Citoyen Général , ce cours d'eau est trouvé ; je m'y suis baigné, moi, et mes officiers , avec autant de sûreté que de plaisir. Le local se prête sur-tout à cette immersion lente , qui prévient tout saisissement : or , vous savez que quelques membres de l'état-major ne sont pas sans regretter de s'être jetés brusquement dans le fleuve , tandis que je recueille tous les jours le fruit de n'être descendu qu'avec beaucoup de circonspection dans mon modeste ruisseau.

Vix natos gelu duramus et undis , s'écrie, dans son Énéide , le poète immortel de Crémone et de Mantoue. Je voudrais, moi, pouvoir décrire en caractères de feu les effets de l'eau lorsqu'elle est appliquée, courante, pure et froide, au corps humain , dans un pays, et par un temps très-chauds. Dieu! quel plaisir d'abord! En ne me plongeant premièrement que la moitié du corps , il me semblait sentir qu'il s'établissait une jalousie, une rivalité , entre la partie de moi qui était déjà dans l'eau , et celle qui n'y était pas encore; mais, après une heure d'immersion totale , après une heure , ou même plus , d'abandon dans ce fluide nourrissant et corroborant tout ensemble , il me semblait , d'une part , que j'avais mangé à la table d'Apicius , et, d'une autre, que j'avais été frotté d'huile comme un athlète. Venez , mes braves camarades ; venez , mes chers Français , vous plonger avec moi dans cette piscine salutaire. Je ne vous rendrai jamais plus contens à moins de frais ; je ne vous régalerai jamais mieux et à meilleur marché.   Je

Je me trompe. Au milieu d'une de ces immersions délicieuses, pendant cet état, sur les plaisirs, sur les avantages duquel on peut bien m'en croire, si ce fut dans le bain qu'Archimède a résolu le problème de la couronne d'Hiéron, si ce fut en sortant du bain qu'on le vit courir nu dans les rues de Syracuse, et s'écrier : *Je l'ai trouvé, ouï, je l'ai trouvé*; au milieu, dis-je, d'une de mes immersions chéries, j'ai cherché, Citoyen Général, si l'on ne pourrait pas remplir vos vues prophylactiques, c'est-à-dire, préservatives, par une boisson aussi active qu'économique. Séparer l'efficacité de l'économie, lorsqu'il s'agit d'armées nombreuses, après dix ans de guerre, c'est à peu près réduire la première au néant, et ne s'attirer que le rire sardonique de ces administrateurs si tranquilles, au milieu de leur abondance, sur la pénurie de nos braves. Mais, un jour que j'étais à jouir de tous les bienfaits de l'eau, un jour que j'etais plongé dans le canal de l'Oglio, au lever du soleil, à l'aurore d'une des plus belles journées, je me rappelai une des plus heureuses crises que j'eusse subies, une des plus charmantes nuits enfin que j'eusse passées en ma vie. Est-ce une de celles où ?..... Est-ce une de celles où ?...... Non, Général; non, mes camarades et amis, si vous voulez savoir où j'ai passé l'une de ces nuits gravées dans ma mémoire en caractères qui dureront autant que moi-même, entrons dans le sanctuaire de la bravoure accablée par les blessures ou les maladies. C'est dans un hôpital, c'est dans l'hospice militaire du Val-de-Grâce, à Paris, que j'ai reçu le prix, que je méritais peut-être, de cet amour pour mes frères d'armes, tant officiers que soldats, qui m'a impérieusement commandé d'aller me faire guérir d'une grave indisposition au sein d'un hôpital plutôt qu'au sein de ma famille. Je sais que j'ai excité alors la pitié de beaucoup de ceux qui prétendent au bon ton. Mais qu'avant de rire, on écoute ce qui va suivre, et qu'on me ridiculise si on l'ose.

Je fus d'abord assez surpris qu'étant travaillé d'un relâchement d'estomac absolu, la première boisson qui me fut présentée, et dont je bus assez abondamment, loin d'augmenter ce relâchement, me parut en diminuer singulièrement les effets. Je demandai de quoi était composée ma tisane. Tous ceux qui sont ici, me répondit-on, croient que c'est une limonade de citron ; mais nous ne craignons pas de vous déclarer, à vous, que c'est une limonade due à l'acide vitriolique ou sulfurique ; et nous vous l'avouons même d'autant plus volontiers, que vous paraissez en retirer de bons effets. Le genre de ma maladie de mieux en mieux connu, ce fut alors qu'on m'ordonna l'eau de riz acidulée par le même acide sulfurique. Ici commence la véritable crise que j'ai tant de plaisir à me rappeler. Il faisait fort chaud. J'avais été détourné, par une lecture appliquante, de boire ma nouvelle tisane pendant l'après-midi ; elle s'était, pour ainsi dire, accumulée à être bue pour le soir. Je vidai le vase qui la contenait entre huit et neuf heures. Je me couchai, comptant bien que j'en allais mieux dormir. Mais quel fut mon étonnement de voir le sommeil fuir de mes yeux, sans que j'éprouvasse toutefois aucune agitation dans le sang, aucune inquiétude dans les membres, aucun besoin de me tourner et de me retourner dans mon lit, comme lorsqu'on éprouve une insomnie véritable ! Ce n'était donc pas un désordre dans mon être qui me privait alors du sommeil, ce n'était que l'excès de ton que j'avais acquis,

c'était un état à peu près semblable à la privation de sommeil que j'éprouvais régulièrement en Hollande pendant
tout le temps des très-grands froids. J'avais alors trop de
ton pour dormir ; mais le dégel approchait-il ? j'en étais
averti , avant tout, par une inconcevable propension au
sommeil. En comparant néanmoins cet état, causé par la
tisane de riz accompagnée d'acide sulfurique, avec les
effets du froid , de 18 et 20 degrés , sur mon sommeil,
je n'ai garde de consentir à ce qu'on les confonde. Lorsque
je reçois du ton par le froid, j'ai de la présence d'esprit ,
je suis très-capable des matières de calcul ou de mécanique ; mais je ne suis bon qu'aux Sciences Exactes. Lorsque je reçois le ton, au contraire, par l'effet du chaud ou
par quelque productions des pays chauds, comme le riz ,
le thé , le café , le cacao, alors je suis de plus sensible ,
aimant ; ce sont les Lettres qui m'assiégent alors de leurs
charmes, ce sont les Langues Orientales qui me pour-
suivent avec leurs inventions divines, avec leur écriture
magique , avec leurs tableaux célestes. Or, cette nuit
chérie, que j'ai tant de plaisir à me retracer, en me rap-
prochant d'une multitude d'époques qui m'ont valu des découvertes et des connaissances, en me rouvrant pour ainsi
dire tous les fastes de l'antiquité, en me reportant parmi
tous ses poètes et tous ses philosophes , en me donnant de
la force et non la fièvre ; cette nuit, dis-je, m'a promené
dans je ne sais combien de pays dont le tendre Amour lui-
même n'était pas exclus, mais où il n'était pas non plus
un tyran , et dont la définition la plus parfaite serait que
la Raison y commandait à l'Amour, comme une tendre
mère commande à son fils.

Voilà bien des effets merveilleux, me dira-t-on, pour

un pot de tisane ou d'eau de riz acidulée. Mais qu'on fasse ici réflexion qu'à une substance très-nourrissante s'en joignait une très-tonique ; qu'il y avait réellement tout ce qu'il fallait, surtout étant pris à grande dose, pour produire une crise sur un sujet depuis long-temps évacué, même affaibli. Du moins est-il vrai que ce sont les admirables effets tant de la tisane à l'acide sulfurique seul, que celle au riz et à l'acide sulfurique, qui m'ont fait naître l'idée, Citoyen Général, de tirer, avant tout, la première de ces boissons de la classe des médicamens, pour en faire une boisson aussi économique qu'agréable, et que prophylactique ou préservative ; aux troupes d'abord qui sont directement, depuis deux décades, sous mes ordres ; puis à toutes les demi-brigades de votre division, puis enfin, je l'espère, à toute l'Armée Française et Cisalpine.

Je vous ai fait reconnaître à vous-même, Citoyen Général, que la limonade produite par l'acide minéral, au lieu de l'être par l'acide du citron, était pour le moins aussi agréable, donnait beaucoup plus de ton, et coûtait cinq sous par verre de moins. L'importation d'une seule bouteille d'acide sulfurique, avec une légère provision de sucre, peut donc procurer à tous les officiers qui ont quelques bagages une boisson aussi agréable, et beaucoup plus salutaire que celle qui serait due à un énorme approvisionnement de citrons.

Pour ce qui concerne le soldat et tous ceux qui ont encore moins de moyens de transport, je vais faire parler l'expérience qui s'achève sur quarante-huit volontaires, deux caporaux, un sergent. Il ne s'agit plus, Citoyen Général, des prétendus risques qu'il y aurait à laisser circuler un poison aussi terrible que l'acide sulfurique pur, et surtout très-concentré, dans les armées. Ayant adopté de combiner six gros de crème de tartre avec six gros d'acide vitriolique, pour dompter la stipticité de celui-ci, sur cent quatre-vingt-douze pintes d'eau, il résulte qu'il n'y aura plus à faire circuler dans les armées qu'un sel neutre incapable de nuire à quelque tempérament que ce soit, et n'étant capable de produire, lorsqu'il est mêlé à la quantité d'eau ci-dessus, que les effets suivans, dont le procès-verbal s'achève par les officiers de santé des deux nations.

Sur quarante-huit volontaires, deux caporaux et un sergent, en tout cinquante-un hommes, employés dix heures chaque jour, par une chaleur très-vive, à l'excavation d'un bassin pendant l'espace de douze jours, et constamment abreuvés de cent quatre-vingt-douze pintes de la boisson désaltérante et prophylactique désignée ci-dessus, un seul individu, qui était attaqué du cours de ventre en commençant le travail, en a été congédié le second jour, et aussitôt remplacé. Le suppléant, ainsi que les cinquante autres travailleurs, n'ont, pendant les douze jours de travail, éprouvé aucun symptôme de maladie, tandis que ceux non soumis au travail dans la ville, et non abreuvés de boisson acidule sulfurique, ont continué à tomber malades par tiers, et quelquefois même plus, dans chaque compagnie. L'usage de cette boisson acidule, ont dit les volontaires, diminue leur propension à boire, parce qu'elle leur laisse une saveur fraîche dans la bouche; elle diminue aussi la transpiration excessive qu'ils éprouvaient avant d'y avoir pris confiance; elle augmente, d'autre part, leur appétit (article si important dans les pays chauds); enfin, ce qui prouve tout à la fois et leur empressement à se la procurer, et le peu d'inconvénient à en laisser circuler la base dans les armées, ils vont, depuis que le sel neutre qui la compose est partagé par doses en petites bouteilles, ils vont chercher ces petites bouteilles à la pharmacie avant que de se rendre à l'atelier, et y confectionnent parfaitement leur boisson eux-mêmes.

L'auteur du voyage d'Anacharsis rappelle qu'aux environs de la ville d'Epidaure, patrie d'Esculape, « on voit « quantité de colonnes qui contiennent, non seulement les « noms de ceux qui ont été guéris, et des maladies dont « ils étaient affligés, mais encore le détail des moyens qui « leur ont procuré la santé. De pareils monumens, dé- « positaires de l'expérience des siècles, seraient précieux « dans tous les temps, » ajoute l'auteur ; « ils étaient né- « cessaires avant qu'on eût écrit sur la médecine ! On sait « qu'en Egypte, les prêtres conservent dans leurs temples « l'état circonstancié des cures qu'ils ont opérées. En « Grèce, les ministres d'Esculape ont introduit cet usage, « avec leurs autres rites, dans presque tous les lieux où ils « se sont établis. Hippocrate en connut le prix, et il puisa « une partie de sa doctrine sur le régime dans une suite « d'anciennes inscriptions exposées auprès du temple, que « les habitans de Cos ont élevé en l'honneur d'Escu- « lape. »

Je conviens d'avance, Citoyen Général, qu'il y a une assez grande différence entre ce que l'on écrivait sur les colonnes des environs d'Epidaure, et ce qu'on pourrait penser à inscrire sur une colonne dans les environs de Crémone. C'est la cure de maladies consommées qu'on inscrivait là; c'est le préservatif d'une maladie régnante qu'il s'agirait d'inscrire ici. Or, je dois laisser à ceux qui pourront me lire, de décider lequel est le plus honorable et aussi le plus utile, ou de guérir une maladie, ou d'en préserver.

Au quartier-général à Crémone, le 18 messidor an 8.

L'Adjudant Commandant,

QUATREMÈRE - DISJONVAL.

Crémone, le 19 thermidor an 8.

LES Commissaires soussignés, nommés par le conseil de santé de cette ville, se sont réunis pour déclarer qu'on peut former une boisson rafraîchissante acidule, et ne pouvant nuire en aucune manière à l'estomac, par le moyen d'une combinaison de l'acide sulfurique avec la crème de tartre.

Voici les proportions de la combinaison. Sur une livre de seize onces d'eau, on ajoute six grains de crème de tartre et six gouttes d'acide vitriolique concentré du commerce. La manière de faire cette combinaison est la suivante.

La quantité ci-dessus d'acide et de crème de tartre étant pesée, on la met dans une bouteille de suffisante capacité. On introduit ensuite peu à peu de l'eau, et on secoue bien la bouteille, ce qui est suivi d'une assez grande effervescence et d'une dissolution parfaite des matières. La chaleur devient si forte en ajoutant encore de l'eau, que la bouteille se romprait infailliblement si on n'allait très-doucement dans l'opération.

Après avoir employé ces précautions, les susdits Commissaires rendront compte de la manière dont ils ont procédé à l'expérience en grand.

Il a été choisi quarante-huit volontaires qui étaient attachés à un travail très-pénible, et on leur a assigné à chacun, deux livres poids Français, de cette boisson à consommer chaque jour.

On est convenu ensuite que, pour correspondre en grand aux proportions en petit, il fallait prendre cinq cents soixante-seize livres Italiennes d'eau, correspondantes à cent vingt-huit livres Françaises ; et, pour le mélange des substances à combiner, on a adopté de mêler ensemble une once de chacune, ce qui, étant bien dissous dans l'eau, a été donné aux volontaires à trois heures après midi, c'est-à-dire, à l'heure de la plus grande chaleur et à celle où le travail leur était le plus pénible. L'usage continué de cette boisson a fait reconnaître qu'elle était agréable et universellement aimée du soldat ; qu'elle était en même temps ce qui pouvait le mieux corriger la mauvaise qualité de l'eau, donner des forces à l'estomac, et détruire les germes de la maladie préexistans dans ce viscère.

La commission a constamment exécuté et suivi cette expérience sous les yeux de l'Adjudant-général Quatremere-Disjonval, et s'empresse de communiquer les résultats déjà obtenus au conseil de santé, pour qu'il juge s'il convient d'en adresser la recette aux officiers de santé de chaque corps, avec la manière de préparer le tout, pour que celle-ci demeure invariable.

Et se sont signés : PENNET, officier de santé en chef de la division ; JOSEPH FLORANCE, officier de santé à la 44ᵉ demi-brigade de ligne ; VERRIER, officier de santé à la 96ᵉ demi-brigade de ligne ; MINA, médecin en chef des hôpitaux Italiens à Crémone ; CACCIN, médecin consultant de la municipalité ; NICOLAÏ, médecin *Idem*.

Déclaration relative à une nouvelle Boisson Militaire.

Le vinaigre se d'stribue deux fois par décade à la troupe, d'après l'ordre du jour, du 11 Thermidor dernier, en raison d'un vingtième de pinte par homme et par jour; ce qui fait pour les troupes de la division, en ne supposant sa force que de dix mille hommes, cinq cents pintes par distribution, et pour un mois, trois milles pintes, qu'on peut évaluer à vingt sous la pinte, étant fourni par les administrations locales, et trente sous, s'il est fourni par les entrepreneurs; ce qui coûterait au gouvernement quatre mille cinq cents livres par mois.

Le prix marchand du vinaigre, en Fructidor, s'est trouvé être de 24 sous, pour aciduler cent quatre-vingt-douze pintes d'eau.

Le prix de la quantité d'acide sulfurique et de crême de tartre, s'est trouvé, à la même époque, de six sous pour la même quantité d'eau.

Partant, la différence de la nouvelle boisson comparée à l'ancienne, sous le seul rapport de l'économie pécuniaire, est un profit des trois quarts juste; or, chaque division, étant portée à son nombre complet de douze mille hommes, y trouverait pendant les six mois de l'année, pour lesquels il est alloué du vinaigre, quatre mille francs d'économie chaque mois, c'est-à-dire, vingt-quatre mille francs par chaque année. (*)

En foi de quoi je me suis signé,

Siauve, commissaire des guerres
de la première Division de la

Crémone, le 21 thermidor an 8. *Réserve.*

(*) Ce dernier calcul ne se rapporte pas rigoureusement au pre-

~~~~~~~~

ARMÉE D'ITALIE.

Crémone, le 12 fructidor an 8.

QUATREMÈRE-DISJONVAL, Adjudant Commandant, Chef des Reconnaissances de la première Division stationnée entre Crémone et Mantoue,

Au Général MIOLLIS, *Commandant cette Division.*

CITOYEN GÉNÉRAL, il n'y avait encore que douze jours d'épreuve sur une boisson acidulée par l'acide sulfurique et la crême de tartre, lorsque je vous proposai, en terminant mon rapport sur les maladies régnantes, d'en substituer l'usage à l'acide du vinaigre; qui devient tous les jours plus rare; qui se trouve, par suite, de jour en jour plus faible; qui d'ailleurs, quand il serait aussi bon qu'abondant, ne remplirait pas aussi directement que la boisson ci-dessus l'objet que l'on doit principalement avoir en vue.

Je raisonnerai d'abord suivant les principes; je parlerai ensuite d'après les faits.

Je conviens, Citoyen Général, que si j'eusse continué à ne proposer qu'une boisson acidulée par l'acide sulfurique,

———————————

mier. Mais, le vinaigre étant alors en train de hausse, vu la prochaine ouverture d'une nouvelle campagne, il convenait de porter à 6,000 francs au moins, par chaque mois, l'approvisionnement en vinaigre d'une division de 12,000 hommes; et, vu la bonification à espérer sur les nouvelles substances acidulantes, en les achetant en gros au lieu de les acheter en détail, on devait porter à 1,500 francs au plus l'approvisionnement pour un mois, de la même division, en acide sulfurique et crême de tartre.
~~~~~~~~

ma nouvelle boisson aurait partagé le reproche commun à
toutes les boissons uniquement dues soit aux acides végétaux , soit aux acides minéraux , de ne pas convenir à
ceux qui ont des aigres ou *sabures* dans l'estomac ; or ,
cette maladie , résultat des mauvaises digestions , est nécessairement très-commune parmi les hommes de guerre.
Si j'avais proposé encore de tempérer l'acidité de l'acide
sulfurique par le sucre, comme je le fais dans la limonade
minérale des militaires plus aisés, l'objection n'eût pas
été détruite, le sucre ayant bien la propriété adoucissante
et nutritive , mais n'ayant aucunement celle d'absorber
les aigres de l'estomac.

C'est de lui , bien loin de là , qu'Horace a dit :

Dulcia se in bilem vertent , stomachoque tumultum
Lenta ferent. . . . .

Quant à la boisson que j'ai proposée , en terminant mon
premier rapport, comme la crême de tartre y entre exactement par moitié avec l'acide sulfurique , comme la crême
de tartre est le remède spécial, le spécifique par excellence , qu'on applique à l'absorption et à la destruction des
aigres dans les premières voies, il résulte clairement de
cette addition, que l'acide sulfurique , d'abord neutralisé
et corrigé , de manière à n'exercer jamais le moindre pi-
cotement, même sur les constitutions les plus faibles , se
trouve de plus combiné de manière à ne point augmenter
les aigres dans l'estomac et à les détruire même. On doit
donc regarder d'avance cette boisson comme propre à n'of-
fenser aucune espèce de constitution. Il est permis enfin ,
d'après les principes de la chimie, et d'après les analogies
médicales, de la mettre dans la même classe que le lait

maternel, que le pain, que toutes ces substances dans lesquelles la nature a tellement modifié les bases, qu'il n'y a, pour ainsi dire, ni individus ni circonstances auxquels on ne puisse en faire une heureuse application.

Mais je me suis engagé, Citoyen Général, à vous parler ensuite d'après les faits ; et j'ose dire que c'est ici le vrai triomphe de la nouvelle boisson ; que c'est ici ce qui me paraît prescrire de la proposer enfin comme loi, et non plus comme simple conseil.

Il n'y avait, comme je l'ai déjà exprimé en tête de ce nouveau rapport, il n'y avait, dis-je, que douze jours qu'il était fait usage de ma nouvelle boisson, par cinquante volontaires employés à l'excavation d'un bassin lorsque je vous ai proposé, vu les effets si heureux, de faire supprimer le vinaigre pour toute la division, et d'y faire annoncer la nouvelle boisson par l'ordre du jour. Vous avez paru, Citoyen Général, craindre alors qu'il n'y eût encore un peu de précipitation, et vous avez désiré que l'épreuve se prolongeât pendant un plus long terme. Mais que pourraient opposer, soit à la théorie, soit à la pratique de cette nouvelle boisson, ceux qui viendront à apprendre qu'il y a aujourd'hui juste un mois que les cinquante mêmes volontaires sont soumis à un travail en mouvemens de terre, de dix heures par jour ; qu'ils ont consommé chaque jour cent quatre-vingt-douze pintes de la nouvelle boisson, et que pas un d'eux, ouï pas un seul, n'a reçu la moindre atteinte de quelque espèce de maladie que ce soit ; tandis que tout le reste des deux mêmes demi-brigades, si bien abreuvées de vinaigre, et affranchies de tout travail, ont eu constamment la moitié des compagnies malades ; que la 44.ᵉ demi-brigade, à laquelle le vinaigre n'a pas été plus épargné

qu'aux autres ; a eu des compagnies réduites de quatre-
vingts hommes à trente-six, et même à dix-sept?

Je conviens que le travail a pu être un premier et très-
grand préservatif pour mes cinquante volontaires, bien
loin d'avoir aggravé leur état. Nous oublions toujours,
en rivalisant de gloire avec les Romains, et en occupant
même leur territoire, qu'ils ne s'arrêtaient pas quinze
jours dans un endroit, sans y laisser des monumens, qui
subsistent encore, de leur attachement à exercer les bras
de leurs braves et vigoureux légionnaires.

Mais quelque avantageux qu'aient pu être les travaux
de mon nouveau bassin aux cinquante volontaires qui se
portent en ce moment si bien, il est impossible de ne
pas avouer qu'une boisson, dont ils ont bu par jour environ
quatre pintes chacun, a eu nécessairement la plus grande
influence sur leur conservation. Il faut convenir que cinquante individus, ne pouvant manquer de réunir des
constitutions et des affections différentes, dès là que tous
ont été préservés des maladies accidentelles et régnantes,
c'est que cette boisson est tout à la fois du meilleur et
du plus général usage qu'on puisse supposer ; tandis au
contraire que le vinaigre, dont l'emploi a laissé réduire
par la maladie des compagnies de quatre-vingts hommes
à trente-six et même à dix-sept, doit passer à jamais pour
nul, s'il ne doit passer pour nuisible. Et dans quel moment, à quelle époque, remettrais-je de rappeler cette
vérité de chimie médicale, « que le vinaigre est un véri-
« table sudorifique, que les médecins consommés le don-
« nent en boisson délayée aux pulmoniques, dont il faut
« toujours faciliter la transpiration, tandis qu'ils donnent
« toujours ou l'acide citrique ou l'acide sulfurique à ceux

« dont ils veulent augmenter le ton , en supprimant autant
« que possible la transpiration ? »

Enfin , j'ai peu fait valoir jusqu'ici un autre objet de
comparaison , que je sais , Citoyen Général , avoir très-
peu d'influence sur vous , je veux dire l'économie du prix
qui résulte encore de ma nouvelle boisson, comparée à
celle acidulée par le vinaigre. Je sais que vous seriez
très-disposé , au contraire , à solliciter du Général en chef
les augmentations pécuniaires, qui deviendraient nécessaires à la préparation d'une boisson meilleure pour nos
braves frères d'armes , et que lui et vous sauriez au besoin
prendre les moyens d'y subvenir sur vos propres appointe-
mens. Mieux instruit cependant de la valeur comparée des
deux boissons , je crois devoir vous rappeler que la dernière préparation de quatre-vingt-douze pintes de l'une et
quatre-vingt douze pintes de l'autre , sous les yeux du commissaire Siauve , a présenté une différence des trois quarts
juste à l'avantage de la nouvelle boisson ; en sorte que la
boisson au vinaigre ayant coûté vingt-quatre sous du pays,
celle à l'acide minéral n'en a coûté que six.

Il est encore un autre point de comparaison qui me paraît digne d'être conservé ; c'est que la boisson au vinaigre,
ayant été gardée trois jours seulement chez le commissaire
Siauve , s'est entièrement troublée , corrompue , surchar-
gée de signes de moisissures et de fleurs ; tandis que la
boisson à l'acide minéral est restée limpide , saine , agréable , et conserve toujours les mêmes caractères depuis près
de huit jours qu'elle est déposée à la municipalité.

Qu'on ne vous parle donc plus du vinaigre, dont les
volontaires eux-mêmes connaissent maintenant l'abus, ou
plutôt le danger. Comme le vinaigre, acheté à grands frais

pour le Gouvernement, à grands profits pour les entrepreneurs, n'est susceptible ni de se conserver dans les marches, ni de se transporter dans les camps, sans éprouver
une altération qui en nécessite presque toujours la rétro-
cession à vil prix, la liqueur acidule que je propose ne
manquera pas, je le sens, de soulever contre elle ceux
qui trafiquent de la vie du soldat, comme s'il n'était fait
que pour traîner le char de leur grandeur! Mais le Gouvernement est ici mon égide, et la vérité sera mon appui.
Je réclame donc qu'il soit annoncé dès demain à l'ordre
*que le vinaigre, reconnu bon par les entrepreneurs seuls et
par les intrigans, qui sont leurs suppôts, a été réprouvé,
comparaison faite, par les officiers de santé de la* 44.ᵉ,
de la 59.ᵉ, *de la* 96.ᵉ *demi-brigades de ligne, pour être
remplacé par un sel neutre du double si ce n'est du triple
plus efficace,* ET DES TROIS QUARTS PLUS ÉCONOMIQUE.
Salut et respect.   QUATREMÈRE - DISJONVAL.

LIBERTÉ.   ÉGALITÉ.

ARMÉE D'ITALIE.

Au quartier-général à Milan, le 15 vendémiaire an 9.

Le Général de Division CHASSELOUP - LAUBAT,
Inspecteur du Génie,

A l'Adjudant Commandant QUATREMRE-DISJONVAL.

Je m'empresse de vous prévenir, citoyen Adjudant Commandant, que le Général en chef a nommé une commission pour l'examen de la nouvelle boisson militaire que
vous proposez, et m'en a fait le Président. Je vous invite
en conséquence à vous trouver chez moi le 25 du présent

mois, à onze heures précises du matin, avec toutes les pièces dont vous m'avez donné une première connaissance à Crémone. Je me propose d'adresser à chacun des membres de la commission quelques articles à examiner d'avance, et je vous engage à me fournir tous les renseignemens propres à me seconder dans ce projet.

Recevez, en attendant, mes salutations.

Signé CHASSELOUP - LAUBAT.

~~~~~~~~~~~~~~~~~~~

L E président de la commission , ayant pensé qu'il pourrait être utile de proposer à l'avance quelques questions relatives à l'objet pour lequel elle est convoquée, propose et fait remettre d'avance à chacun des membres les suivantes:

1.º Est-il reçu, en médecine, que les acides sont un moyen de corriger la putridité de l'eau, et de rendre en même temps à des troupes, que nombre de circonstances débilitent, le ton qui leur devient plus que jamais nécessaire?

2.º Ce principe a-t-il passé, de la simple théorie, dans la pratique de la médecine Militaire? D'autres nations que la nation Française en font-elles un précepte dans quelque ouvrage avoué de leur gouvernement? Emploient-elles même quelque autre acide végétal que celui du vinaigre et du citron, soit pour les malades, soit pour les bien portans?

3.º L'emploi de l'acide vitriolique, ou simplement avec l'eau et le sucre comme limonade minérale, ou avec le riz comme eau de riz acidulée, a-t-il passé des hôpitaux Français dans ceux de quelque nation étrangère? Continue-t-on à s'en servir avec avantage contre la fièvre et la diarrhée non encore portée au point du flux de sang? A-t-on apperçu quelque effet d'irritation ultérieure chez ceux
qui
~~~~~~~~~~~~~~~~~~~

qui ont été traités par cet acide, comme on en reconnaît,
après un long usage du nitre, dans le traitement local des
gonorrhées, et comme on en reconnaît plus encore, après
l'emploi de l'acide marin dû au sublimé corrosif, dans le
traitement général de la maladie vénérienne ?

4.° L'emploi de l'acide vitriolique est-il prescrit, et à
l'article *limonade minérale*, et à l'article *eau de riz acidulée*, dans le réglement des hôpitaux pour la République
Française, imprimé à Paris au commencement de la révolution, et réimprimé à Milan lors de la première occupation
de l'Italie par l'Armée Française ?

5.° L'emploi de l'acide nitreux est-il recommandé,
dans quelque article du même réglement, comme équiva-
lent ou supérieur à l'acide vitriolique dans les mêmes circonstances ? La réputation dont il a joui comme antidar-
treux et anti-vénérien se soutient-elle ? Une quantité donnée de cet acide produirait-elle d'ailleurs le même effet
qu'une égale quantité d'acide vitriolique ?

6.° L'acide vitriolique peut-il être regardé comme jouis-
sant de toute son action dissolvante lorsqu'il est uni, par
partie égale, à la crême de tartre ? L'union par moitié, de
l'un et de l'autre, peut-elle opérer quelque effet délétère,
soit lors du transport, soit lors de la distribution ? Cette
même union, dans la proportion d'une once de chaque,
peut-elle communiquer des effets irritans ou dissolvans lorsqu'elle est répartie sur cent quatre-vingt douze pintes d'eau?

7.° Ce mélange, comparé à la dose du vinaigre qu'il
faut pour aciduler une même quantité d'eau, revient-il plus
cher ou meilleur marché ? Son volume est-il plus grand
ou plus petit ? Son transport serait-il plus coûteux ou à
meilleur marché ?

8.º L'eau-de-vie, unie à une grande quantité d'eau, peut-elle remplacer avec avantage le vinaigre ou la substance acidule susdite ? Présente-t-elle, entre autres, les propriétés tonique, gazeuse et absorbante, comme cette dernière ?

Relevé de ce qui est parvenu à la connaissance d'un Sergent de la 96.e demi-Brigade de Bataille sur la Distribution à cinquante-deux Hommes de Troupes, pendant environ deux mois, d'une Boisson en remplacement de celle acidulée par le Vinaigre.

Je ne suis qu'un jeune conscrit ; mais j'ai reçu quelque éducation ; et mes faibles connaissances, jointes à mon zèle pour le service, m'ont fait nommer sergent dès ma première campagne. C'est comme revêtu de ce grade que j'ai été choisi par mes supérieurs pour diriger vingt-cinq hommes de la 59.e demi-brigade de ligne, et vingt-cinq hommes de la 96.e *idem*, plus deux caporaux, dans l'excavation d'un bassin aux portes de Crémone. C'est enfin par suite de cette direction que j'ai eu aussi à surveiller l'emploi d'une nouvelle boisson, en remplacement de celle au vinaigre, qu'il fut convenu, dès les premiers jours, d'essayer, vu l'insuffisance de celui-ci, soit à arrêter le cours des maladies, soit à désaltérer le soldat.

On pourrait dire que les chaleurs les plus vives ont commencé avec notre travail, qui s'est ouvert avec le mois de Thermidor. Nos volontaires étaient d'autant plus exposés à ses ardeurs, qu'ils ne travaillaient pas sur la terre, mais sur du sable, et qu'ils allaient toujours en s'enfonçant dans le creux d'un bassin ou d'un fossé, tous deux très-profonds.

Leur soif dans les premiers jours étant extrême, c'est ce qui a décidé à la tempérer par une boisson de cent quatre-vingt-douze pintes d'eau d'un bon puits, sur laquelle on ajoutait une once d'acide vitriolique et une once de crème de tartre, mélés ensemble chaque jour, au matin, chez l'apothicaire de Crémone Uggieri. Ce fut d'abord moi qui pris le soin d'aller chercher ce mélange, et de le jeter dans l'eau, pour obliger les volontaires à boire l'eau convenue, et être chaque jour bien assuré qu'ils ne buvaient pas autre chose; mais, après quelques jours d'essai, ils se trouvèrent si bien de cette eau, elle leur parut et si bonne au corps et si agréable au goût, qu'ils me dispensèrent d'aller la chercher en ville, (car je couchais près du travail) et qu'ils l'apportèrent régulièrement chaque matin, en sorte que je n'eus plus qu'à veiller à la mixtion de la drogue avec l'eau, et à la faire recouvrir soigneusement du couvercle ; ce qui la conservait bien plus fraîche, ce qui la rendait aussi, je crois, plus efficace.

J'avais bu jusque là de l'eau au vinaigre, ainsi que tous ces volontaires, mais, comme, avant de rendre compte des effets comparés des deux boissons sur eux, je puis bien rendre compte de ces effets sur moi, je dirai sans détour que la boisson au vinaigre, du moins en Italie, où j'en ai bu pour la première fois, m'a toujours paru désagréable au goût, et donner plutôt à l'eau un goût de moisi qu'une acidité agréable ou même supportable. Quant à la boisson acidulée par l'acide vitriolique et la crème de tartre, je lui ai toujours trouvé un goût agréable, quoique peu marqué ; mais, ce que moi et mes camarades avons toujours ressenti après l'avoir bue, c'est une certaine fraîcheur dans la bouche qui semblait servir d'emplâtre à la soif, et faisait qu'après en avoir bu deux ou, au plus, trois verres, on n'avait plus envie de boire de la journée.

Je ne dissimulerai point qu'un de nos volontaires, qui était venu au commencement de l'ouvrage avec un très-grand cours de ventre, n'a point été guéri par cette eau, qui n'est pas, sans doute, assez active pour guérir des malades, et qu'il a dû aller à l'hôpital ; mais je prie qu'on observe bien que ce fut le seul de mesdits travailleurs qui ait été obligé d'y entrer, et que son suppléant a, comme tous les autres, échappé aux maladies qui désolaient le reste des deux demi-brigades, toujours soumis à la boisson au vinaigre.

J'ajouterai encore qu'un autre volontaire, nommé Poulet, n'a jamais eu d'inclination à boire de cette eau, ce qui paraît rendre assez inutile la surveillance dans son emploi, dont on parle tant. L'exemple de Poulet, qui n'a jamais eu de goût pour en boire, me semble prouver que notre goût nous avertit de ce qui nous est bon ou contraire. J'ai d'ailleurs vu bien d'autres volontaires ne pas aimer le vin, plus encore se forcer pour boire de l'eau-de-vie ; ce qui n'empêchera pas, sans doute, qu'on ne continue à donner de ces deux liqueurs, et sur-tout de cette dernière, au plus grand nombre qui s'en trouve si bien.

Je parlerai maintenant des différens essais qui ont été faits, et dont j'ai été le principal dégustateur, si on peut se servir de ce mot.

L'eau-de vie mêlée avec l'eau, lui donne un goût peu agréable, et augmente la soif loin de la diminuer.

L'acide tartareux concret donne un goût assez agréable à l'eau, mais ne diminue aucunement la soif, et revient à un bien plus haut prix pour nous, selon ce que m'a dit l'apothicaire Uggieri.

L'acide vitriolique tout seul arrête à l'instant la soif, et diminue la sueur; mais il me semble alors agacer un peu les dents.

L'acide vitriolique, uni par parties égales à la crême de tartre, est ce qui ne réunira sans doute jamais tous les suffrages, mais ce qui en a réuni le plus grand nombre ; et après cinquante jours d'essais, sur cinquante-trois hommes, qui ont tous été soumis à un travail des plus fatigans , par le temps le plus chaud de l'année , il est permis de répondre à ceux qui prétendent qu'un tel mélange affaiblit les hommes , attaque les nerfs , calcine même les os.

Ce n'est d'ailleurs que depuis que j'ai été envoyé à Milan , pour rendre compte de cette boisson , que j'en entends parler en ces termes. Tous les médecins, tant Français qu'Italiens, de Crémone, n'ont cessé d'en publier les bons effets. Comme les volontaires des deux demi-brigades employés aux travaux ne voulaient pas laisser les charpentiers, les voituriers et autres ouvriers de la ville , toucher à leur boisson, ceux-ci s'en sont procuré, ainsi qu'il est très-facile, et s'en sont bien trouvés. Beaucoup de cultivateurs des environs , qui en ont entendu parler, s'en sont procuré également à leur très-grand avantage ; et il y avait plus de presse chez les pharmaciens , quand je suis parti de Crémone, pour acheter de ce mélange , que pour aucune autre drogue. J'ai même entendu dire qu'il allait s'en élever une fabrique, par un particulier, qui en a déjà une de savon ; et l'on peut bien dire que ce mélange une fois fait, étant sans plus de risque dans la circulation que le savon, pouvant se transporter aussi aisément, ayant même beaucoup moins de volume encore , promet à la troupe , à l'artisan des villes et au cultivateur, un remède contre la soif, contre le scorbut et contre la fièvre , qui devra faire long-temps bénir tous les militaires et tous les officiers de santé qui y auront eu part.

Milan , le 15 vendémiaire an 9.

> DORA , *sergent de la 6.e compagnie du 1.er bataillon de la 96.e demi-brigade de bataille.*

ARMÉE D'ITALIE.

Les membres composant la commission établie par ordre du Général en chef, à l'effet d'examiner le mélange d'acide vitriolique et de crême de tartre, proposé par l'adjudant commandant Quatremère-Disjonval, pour être employé à l'usage des troupes de l'Armée d'Italie, et substituer la boisson préparée avec ce mélange, au vinaigre distribué journellement à la troupe ; après avoir entendu la lecture des pièces produites par le citoyen Quatremère, relativement à cet objet, ainsi que celle du rapport des officiers de santé en chef de l'armée, et les opinions des citoyens Brugnatelli, médecin professeur à l'université de Pavie, et Strambi, médecin de l'hôpital civil de Milan.

La matière soumise à la discussion et à la délibération , la commission, en rendant justice aux talens, au zèle et à la philantropie du citoyen Quatremère, a été d'avis que l'expérience avancée par ce citoyen en faveur de l'usage de la boisson préparée avec le mélange susdit, ne suffisait point pour conclure à l'adoption de cette boisson, et pour la rendre commune et habituelle à tous les individus de l'armée ; qu'il serait en conséquence sursis à toute adop-

tion définitive à cet égard , jusqu'à ce qu'un nombre suffisant d'expériences faites et suffisamment variées par des
hommes de l'art , puissent leur fournir des résultats propres
à leur servir de guides sur l'admission ou rejet du mélange
proposé , et que , jusqu'à cette époque , la distribution
dudit mélange et l'usage de la boisson qu'on en prépare ,
seraient totalement interdits dans toutes les divisions de
l'Armée.

Au quartier-général de l'armée d'Italie , à Milan , le
25 vendémiaire an 9 de la République.

Signé GUILLAUME , médecin en chef de l'armée d'Italie;
STRAMBI , médecin en chef de l'hôpital de Milan ; FÉRET ,
pharmacien en chef de l'armée d'Italie ; BRUGNATELLI ,
professeur de chimie en l'Université de Pavie; le capitaine
PAILLIARI , capitaine-rapporteur du conseil de guerre à
Milan ; l'adjudant commandant P. HULIN , commandant
d'armes à Milan ; le général divisionnaire CHASSELOUP-
LAUBAT , inspecteur du génie à l'armée d'Italie , Président
de la commission.

Pour copie conforme ,

Le général chef de l'état-major du génie ,
pour le général CHASSELOUP-LAUBAT ,
en tournée d'inspection ;

CAMPREDON.

Pavie , 26 Vendémiaire an 9.

BRUGNATELLI , Professeur de Chimie à Pavie ,

*Au Citoyen DE FOURCROY, Membre de l'Institut
national , Professeur de Chimie , à Paris.*

DEPUIS la dernière lettre que je vous ai écrite , mon cher
et honorable Confrère , il s'est élevé dans l'armée Fran-

çaise une discussion dans laquelle un de vos rivaux de gloire se trouve jouer un rôle bien intéressant. Le Général Quatremère-Disjonval votre Confrère dans la ci-devant Académie des Sciences, s'est trouvé attaché à la division qui occupait les postes les plus avancés de l'armée entre Crémone et Mantoue. Vous saurez par les détails de la première Campagne, dans les mêmes pays, combien l'air y est mal-sain. Les chaleurs et la mauvaise qualité des eaux n'ont pas tardé à y faire éclater des maladies qui réduisirent plusieurs demi-brigades à avoir à peine la moitié de leurs hommes en état de faire le service. Ce fut dans cet état de choses que les Généraux, tant en chef que divisionnaires, ont invité les gens de l'art à s'occuper de l'examen des causes desdites maladies. Le Général Quatremère s'en occupait aussi, et crut qu'une soif excessive, qui ne trouvait à se satisfaire qu'avec de très-mauvaises eaux, était le principe vraiment générique de tout le mal. Il s'appliqua, avant tout, à trouver une boisson qui tendît avec beaucoup d'efficacité à appaiser la soif. Il ne pouvait la trouver dans le mélange du vinaigre à l'eau : le vinaigre actuel d'Italie est de la plus mauvaise qualité, surchargé de substance extractive et colorante, se corrompant lui-même en contact de l'air ; enfin, je me suis apperçu, lorsque je remplissais les fonctions de médecin à votre hôpital de Pavie, qu'il allait jusqu'à déterminer l'indigestion l'enflure et l'hydropisie dans un grand nombre de malades. Les soins assidus et paternels du Citoyen Quatremère se sont donc portés à faire proscrire le vinaigre de la boisson ordinaire de l'armée d'Italie. Ayant essayé ensuite ce qui pouvait le remplacer avec avantage, et en même temps avec agrément, près les soldats, il

s'est décidé pour un mélange d'une once d'Oxysulfu-
rique, (Acide sulfurique du Commerce), et une once
de Crême de tartre, combinés d'abord ensemble, puis à
cent quatre-vingt-douze pintes d'eau Sur cela j'ai exposé,
dans une séance particulière, mon opinion. Je ne doute
pas que cette boisson ne doive être de la plus grande efficacité pour calmer la soif et rafraîchir les individus qui
en feront usage ; mais je pense qu'il faudrait une expérience plus long-temps continuée pour la généraliser dans
une armée, vue sa nouveauté. Ce qui est bien constaté,
pour le présent, c'est que ladite boisson quant à la dépense, comparée au vinaigre, se trouve coûter les trois
quarts moins ; et, selon ce que j'ai entendu dire, elle pro-
curerait en Italie une économie de 40 mille francs par an,
sur chaque Division.

On a voulu y substituer l'eau-de-vie, que j'approuve
moi-même en quelques cas dans les hôpitaux, mais que
je regarde comme dangereuse à répandre parmi les bien
portans ; qui est surtout on ne peut plus opposée au dessein de calmer la soif, et contre laquelle je n'ai pas craint
de me prononcer sur l'autorité des plus grands médecins
qui ont fait des observations sur cette matière.

Tel est, mon cher et illustre Collégue, l'état d'une
question sur laquelle vous pouvez donner de meilleurs
conseils. Je me réjouis qu'elle m'ait mis à portée de fournir une nouvelle preuve de mon zèle à concourir aux progrès des lumières avec la grande Nation, et de vous renouveler, en particulier, l'assurance de tout mon dévouement.

BRUGNATELLI.

Lyon, le 1.er Pluviôse an 10.

L'Adjudant Commandant QUATREMÈRE-DISJONVAL, Chef d'État-major des Troupes et Travaux de la route par le Mont-Simplon,

Au Citoyen MOSCATY, ex-Directeur de la Répu-blique Cisalpine, Professeur de médecine Clinique en l'université de Pavie.

CITOYEN EX - DIRECTEUR,

La Société d'Agriculture de Lyon, qui s'honore de vous compter parmi ses Membres, me donne la commission bien agréable pour moi de vous inviter, d'une manière plus particulière, à ses séances. Les CC. DE VOLTA et BRUGNATELLI, vos illustres Collègues, se trouvèrent à la précédente. Appelés comme vous à discuter les moyens les plus propres à la régénération politique du plus beau pays du monde, ils trouvent que leur rapprochement avec les agriculteurs les plus distingués de la France, ne peut que les conduire plus directement à ce but. On a parlé, la séance dernière, de votre admirable irrigation. J'aurais voulu qu'on n'eût parlé que des incomparables trésors de vos montagnes. Il est remarquable en effet, que c'est dans la seule partie des Alpes qui regarde l'Italie qu'on trouve et ces immenses carrières du si beau marbre dont est entiè-rement bâtie la cathédrale de Milan, et ces géants du règne végétal, ces arbres dont la hauteur, dont la cir-conférence, dont les qualités s'élèvent au-dessus de tout ce qu'on voudrait croire, en un mot, les Mélèzes.

Ce qu'on a surtout de la peine à admettre, c'est qu'un

bois aussi dur que le Chêne flotte aussi bien que toutes les espèces de Pin. J'ai invoqué à l'appui de mon assertion les deux Mélèzes de plus de cent pieds de longueur, faisant l'appui de devant du grand théâtre de Milan. Vous savez qu'ils sont originairement partis d'une forêt voisine de Domo D'Ossola, où est notre quartier-général des troupes employées à la route du Simplon ; que jetés à flot dans un torrent assez voisin du lieu dont ils avoient été extraits, ils flottèrent fort-bien jusqu'à un gouffre d'une profondeur inconnue, qui se trouve vers le milieu du cours de ce torrent; qu'ils s'y précipitèrent et disparurent entièrement pendant quelques minutes, mais se trouvèrent si flottans ou si flottables, qu'ils reparurent au moment où l'on s'y attendait le moins, et reprirent la route du lac Majeur, puis du Tésin, qui les a conduit jusqu'en la métropole de la Lombardie. La Société d'Agriculture de Lyon m'a écouté avec un grand intérêt sur tous ces détails, et partage mon désir de voir se propager en France un si bel arbre. Mais elle le partagera bien plus vivement encore, ce désir, lorsque vous serez venu ajouter vos savantes remarques à ce qui m'est connu.

Je viens maintenant à ce qui m'a donné des rapports encore plus directs avec vos occupations habituelles. Voici l'année, pendant laquelle il a été convenu d'essayer ma nouvelle boisson militaire, plus que terminée. Pendant que vous et le C. Brugnatelli n'avez cessé d'en étudier les effets à Pavie, le C. Sirambi a également fait son devoir à Milan ; et il ne faut pas demander si j'ai donné suite au même procédé, sur les troupes employées au Simplon. le C. Brugnatelli, qui a écrit une si belle lettre au C. De Fourcroy, sur cette innovation, dans le temps même où la chose pouvait mériter ce nom ; le C. Brugnatelli, dis-je, pense que c'est à vous à prendre maintenant la plume pour certifier, au même C. De Fourcroy, le si utile et si avantageux résultat des douze mois. Je vous prierai cependant, si vous acceptez la mission, de vouloir présenter bien moins un journal que des raisons ; car Dieu sait dans quelle ignorance on croupit sur la connaissance des vrais effets de l'acide sulfurique, et avec quelle impudence certains individus m'opposent les résultats de cette ignorance même.

Vous n'aurez pas oublié que votre illustre Collégue Scarpa s'est refusé l'année dernière à être de la commission, et à se rendre à Milan avec le C. Brugnatelli, en donnant pour tout motif *qu'il n'avait pas de temps pour la démonstration de ce qui était démontré.* On a reconnu dans cette réponse son originalité brillante. Mais si l'on n'en opposait jamais d'autre à tous nos incrédules, ou pour mieux dire à tous nos sots, cette vérité si nécessaire à propager ferait peu de progrès. Que ne possédez vous encore votre immortel abbé Spallanzani ! Avec quel zèle il essayerait sur son estomac, qui fut martyre de tant de nouvelles assertions, jusqu'à quelle quotité ou jusqu'à quelle quantité l'œsophage, le pilor, enfin toute la paroi de l'estomac, peuvent admettre les gouttes d'acide sulfurique en première instance. Celui qui a avalé des cailloux, des morceaux de bois, des morceaux de fer, aurait bu comme un bien digne accompagnement des quarante ou cinquante gouttes de notre acide ; et s'il ne s'en était porté que mieux, que serait-il resté par la suite à m'opposer ? Mais ce généreux ami de la science et de l'humanité ne vit plus que dans les bibliothèques et les souvenirs. Vous avez vu avec quelle chaleur j'ai invoqué son ombre, en terminant mon rapport sur la possibilité d'ouvrir une grande route par le Mont-Simplon. J'écrivais ce rapport à Pavie. Je l'écrivis presque sur sa tombe. Or quelle influence de son génie, même après sa mort, si l'élan de douleur et de sensibilité sur sa perte récente, que j'ai rattachée à celle de tous nos braves, a comme on le dit singulièrement contribué au succès de mon ouvrage près le Héros qui venait de reconquérir l'Italie !

Je reviens à vous, Citoyen ex-Directeur, ou pour mieux faire j'eusse dû ne point vous quitter, puisque les connaissances de Spallanzani brillent en ce moment par vos leçons avec encore plus d'éclat. Je ne vous demande, après tout, que la plus sévère expression de votre propre et véritable façon de penser. Jamais question plus importante ne s'est trouvée soumise à la décision des maîtres de l'art. Je suis le premier à en convenir. Mais quelle époque, quelle réunion plus favorables pour la décider sans appel ? Les premiers savans de l'Italie ont passé les Alpes pour se réunir aux premiers savans de la France. Une force militaire invincible vient de terrasser une nouvelle coalition. Qu'un effort semblable terrasse une trop ancienne erreur. Que la science s'associe avec plus de gloire que jamais aux moyens de vaincre ; et que mon noble espoir d'illustrer la science par la guerre, d'activer la guerre par la science, reçoive, de votre utile accession, son plus décisif comme son plus entier accomplissement. Je n'ajoute à ce vœu que ceux que je forme pour votre bonheur et votre conservation.

Quatremère - Disjonval.

~~~~~~~~~~

Lyon, le 10 Pluviôse an 10.

Moscaty, Professeur de Médecine Clinique en l'Université de Pavie, et Membre de la Consulte Extraordinaire Cisalpine, assemblée à Lyon,

Au Citoyen DE FOURCROY, Conseiller d'Etat, Membre de l'Institut National, et Professeur de Chimie au Muséum d'Histoire Naturelle de Paris.

Vous apprendrez, illustre Citoyen, par la lettre de mon Concitoyen et Collègue Brugnatelli, dans quels termes resta, il y a à peu près un an, la question ou la proposition si importante d'une nouvelle boisson militaire, en remplacement de celle acidulée par le vinaigre.

Le général en chef de l'armée d'Italie avait nommé une commission spéciale pour examiner toutes les parties du projet, c'est-à-dire, les substances composantes de la boisson, et les effets que son emploi, continué pendant deux mois sur cinquante-trois individus, avait produits.

La commission ayant tenu ses séances chez le général Chasseloup-Laubat, inspecteur du génie, armée d'Italie, comme président; la nouvelle composition proposée par l'adjudant-commandant Quatremère-Disjonval fut reconnue bonne quant aux principes et aux analogies de chimie. Elle fut encore présumée telle quant à l'emploi ou à la pratique, puisque cinquante-trois hommes, pris dans deux demi-brigades, lui avaient dû la préservation d'une fièvre qui désolait les deux corps ; mais les commissaires se réunirent dans le sentiment, qu'avant de substituer, par une disposition générale, cette boisson à celle qui était en usage, il convenait d'observer, pendant un an, tant dans
~~~~~~~~~~

les hôpitaux que dans les corps de troupes valides , quels seraient les effets de la nouvelle boisson. Ayant été requis de donner mon avis sur cet article de toute importance , en ma qualité de professeur de médecine clinique en l'université de Pavie, j'ai l'honneur de vous déclarer, Citoyen, que j'ai vu avec surprise qu'on ait même pensé à révoquer en doute la bonté de la boisson que le général Quatremère propose de substituer au vinaigre, et que je ne puis en comprendre les raisons, soit du côté de la chimie, soit du côté de la médecine pratique. Les observations chimiques et l'analyse de cette boisson nous décèlent une eau qui tient en dissolution de très-petites quantités, 1.º d'acide sulfurique libre qui n'a pu se combiner avec la crème de tartre, elle-même en trop petite dose pour neutraliser une once d'acide sulfurique, 2.º une quantité également petite d'acide tartritique libre qui a été dégagé par l'acide sulfurique, 3.º enfin, une quantité déterminée de tartre vitriolé, qui ne surpasse pas un huitième de grain pour chaque once d'eau employée dans la boisson, tandis que les acides libres n'excèdent pas probablement un dixième de grain pour chaque once d'eau. Il n'y a donc absolument rien du côté de l'analyse chimique qui puisse inspirer la moindre crainte, sur les qualités de cette boisson, soit par rapport à la nature des ingrédiens, soit par rapport à leur dose. La seule objection qu'on pourrait lui faire, serait qu'elle paraît un peu faible pour obtenir tout l'effet qu'on se propose dans son usage.

Mais il n'y a pas plus à redire contre cette boisson , du côté de la médecine pratique ; parce que, 1.º l'acide vitriolique s'emploie avec beaucoup d'avantage dans tous les hôpitaux militaires Autrichiens, et chez nous, en Italie, en beaucoup plus forte dose sous le nom de *limonade minérale*, où il n'est tempéré qu'avec un peu de miel ; 2.º l'acide tartritique est ce qui constitue les limonades séches, ou l'acide sec dont on se sert en voyage pour le mêler avec l'eau, en faisant des limonades de santé, qu'on rend après plus agréables au goût, en y ajoutant quelques gouttes d'essence de citron et du sucre ; 3. le tartre vitriolé se donne en dose dix fois plus grande en médecine, pour nettoyer doucement les premières voies, effet qui ne peut être que très-avantageux en temps de campagne, et sur des militaires dont la nourriture n'est ni des plus régulières ni des plus faciles à digérer. Je trouve en outre la composition prescrite dans cette boisson très-propre à corriger l'eau, quand elle est viciée par du limon ou autres immondices ; et je ne puis m'empêcher de la trouver encore sous ce rapport très-recommandable.

Je termine en déclarant que je soupçonne fortement les objections que l'on a faites, d'avoir été dictées par la seule envie de continuer l'usage du vinaigre, qui, étant plus coûteux en lui-même, et le plus souvent falsifié, même entièrement corrompu, lorsqu'il entre dans la médecine militaire (comme j'ai eu trop souvent l'occasion de m'en convaincre par moi-même) donne beaucoup plus de profits aux entrepreneurs que n'en peut donner la boisson du général Quatremère, dont on peut calculer le prix au dernier denier, qui est en elle-même beaucoup plus économique, et dans la falsification de laquelle on ne peut trouver aucun profit.

Tels sont, Citoyen, mes sentimens, dictés par ce que je crois ici de la plus exacte vérité. Recevez mes assurances de dévouement et de considération.

PIERRE MOSCATY.

A Messieurs les Rédacteurs du Journal des Débats.

Paris, 12 Frimaire an 11.

M E S S I E U R S,

L A Mécanique est certainement une belle science. Les machines inventées ou perfectionnées par l'Adjudant Commandant Quatremère-Disjonval, dont les journaux viennent de faire une si honorable mention, ne sont mieux connues de personne que de nous. (*) C'est par nous qu'il les a lancées, tant en Italie qu'en France, mais nous ne pouvons convenir que ce soit ce qu'il a fait de plus utile à ses semblables, ou de plus profitable aux armées. Une épidémie, qui était de plus *endémie*, désolait l'armée victorieuse de Montebello et de Marengo. Comme ayant occupé les avant-postes à la dernière de ces deux batailles, nous occupions le territoire si pernicieux qui conduit de Crémone à Mantoue. La fièvre Crémonaise eût suffi pour inspirer à Virgile le vers :

Mantua væ miseræ nimiùm vicina Cremonæ.

Il n'existe peut-être pas sur le globe une fièvre plus cruelle, plus meurtrière, plus opiniâtre, quand on n'en meurt pas, que la fièvre dite de *Crémone;* et la chaleur qui éclata dans la Lombardie, aussitôt que nous l'eûmes reconquise, rendit bientôt ce fléau plus cruel même qu'on ne l'avait jamais vu. La 58.ᵉ et la 96.ᵉ demi-brigades de

---

(*) La Voiture hydraulique à éteindre beaucoup plus promptement les incendies causés par les bombes en temps de guerre, et à faciliter l'arrosement en temps de paix : la machine tant à arracher qu'a relever les arbres.

ligne n'avaient plus la moitié des hommes, avec lesquels elles étaient arrivées à Crémone, dans les rangs. Le Général Miollis, qui commandait la division, nomma l'Adjudant Commandant Quatremère, Président d'un Conseil de guerre et de santé, composé par moitié d'Officiers de santé des troupes Françaises et des troupes Italiennes. Vous serez peut-être surpris du résultat; mais il est de toute vérité que ce fut le Président qui trouva le remède; que ce fut lui qui, étant arrivé il est vrai à la ci-devant Académie des Sciences par la classe de Chimie, trouva une combinaison en rapport direct avec la cause du mal; que ce fut lui enfin qui fit bien mieux que guérir la maladie, puisqu'il réussit à l'arrêter et à la prévenir, par son eau prophylactique ou préservative, qui n'était d'aucune dépense, que les volontaires préparaient eux-mêmes, et dont un verre ou deux pris le matin les préservait de la soif toute la journée. Pour les machines, nous les avons vues; mais pour l'eau nous l'avons bue. Nous savons que, pendant que tout l'état-major était pris de la fièvre, l'Adjudant Commandant Quatremère et nous, sommes les seuls qui ne l'ayons pas eue. Mais en attendant que le Ministre de l'intérieur publie toutes les pièces de cette si intéressante découverte, qui lui ont été renvoyées par le Ministre de la guerre, et notamment le rapport de l'Ecole de Médecine de Paris, qui est attendu de moment à autre, nous croyons avancer les jouissances du public, ainsi que le bien des armées, en insérant dans votre feuille ces premières décisions de l'illustre Moscati, Professeur de médecine Clinique à Pavie, et Médecin du Premier Consul pendant toutes ses campagnes en Italie.

« Il n'y a donc absolument rien du côté de l'analyse

« chimique qui puisse inspirer la moindre crainte sur les
« qualités de cette boisson, soit par rapport à la nature
« des ingrédiens, soit par rapport à leur dose. La seule
« objection qu'on pourrait lui faire, serait qu'elle paraît
« un peu faible pour obtenir l'effet qu'on se propose dans
« son usage. »   Et plus bas :

« Le tartre vitriolé qui n'y surpasse pas un huitième de
« grain par chaque once d'eau employée, se donne en
« dose dix fois plus grande en médecine, pour nettoyer
« doucement les premières voies ; effet qui ne peut être
« que très-avantageux en temps de campagne, et sur des
« militaires dont la nourriture n'est ni des plus régulières,
« ni des plus faciles à digérer. Je trouve en outre la com-
« position prescrite dans cette boisson, très-propre à cor-
« riger l'eau, quand elle est viciée par du limon ou autres
« immondices ; et je ne puis m'empêcher de la trouver en-
« core, sous ce point de vue, très-recommandable. »

Nous ne terminerons point cet article sans ajouter que
nous avons heureusement, dans la garde du Premier Consul,
deux garans bien recommandables eux-mêmes des effets
de cette boisson, le Général Davoust, qui commandait la
cavalerie en cette armée, et l'Adjudant Commandant
Hulin, qui était Commandant d'armes à Milan. Celui-
ci a même été l'un des Membres du Conseil de guerre et
de santé, nommé au quartier - général par le Général
Brune, sous la présidence du Général Chasseloup, comme
Inspecteur général de l'arme du Génie, à l'armée d'Italie.

Signé GULTFELD, Capitaine d'Artillerie.
PAGAN, Lieutenant au 1.er Rég.^t de Cavalerie.
DORA, Sergent de la 96.e demi-Brigade de Ligne.

EXTRAIT

Des Registres des Délibérations de l'Ecole de Médecine de Paris.

Séance du 9 Nivôse an 11.

Le Ministre de la Guerre désirant connaître l'opinion des chimistes et des médecins sur les avantages qui pourraient résulter pour nos troupes de l'usage d'une boisson que l'Adjudant Commandant Quatremère-Disjonval a proposé de substituer à l'eau acidulée par le vinaigre que l'on emploie communément ; l'examen de cet objet a été renvoyé par le Ministre de l'Intérieur à l'Ecole de Médecine , pour lui donner son avis , et lui en faire un rapport motivé.

Pour répondre aux vues philantropiques des Ministres , nous examinerons successivement la valeur , la composition , les propriétés de la boisson proposée par le Citoyen Quatremère ; nous en comparerons ensuite les effets à ceux des différentes substances que l'on a coutume d'employer pour le même usage.

La boisson proposée par le Citoyen Quatremère se prépare avec cent quatre-vingt-dix litres (ou pintes) d'eau que l'on verse dans un baquet de bois, et dans lequel on jette trois décagrammes (ou une once) d'acide sulfurique, et autant de tartrite acidule de potasse (ou crême de tartre du commerce), qui ont a a avant été mélangés, et sont contenus dans une boute le in préparée, cette eau est abandonnée aux soldats pour se vir à leur boisson pendant le temps de leur travail ; et on en renouvelle la préparation tous les jours, suivant le besoin. C'est ainsi qu'elle a été employée, pendant près de deux mois, sur un détachement de cinquante-deux hommes occupés, entre Crémone et Mantoue, à un travail fatigant dans les sables, et exposés, la plus grande partie du jour, à l'ardeur du soleil.

On voit, d'après cette formule, et la manière de la préparer, que la boisson proposée par le Citoyen Quatremère n'est autre chose que de l'eau qui tient en dissolution de l'acide tartareux, de l'acide sulfurique, et un sel formé par la combinaison de l'acide sulfurique avec la potasse, qui forme une des parties composables du tartrite acidule de potasse ou crème de tartre. Or, la quantité d'acide libre, ainsi que du sulfate acide de potasse, est si peu considérable, que, dans une verrée ordinaire de quinze ou dix-huit décagrammes (cinq ou six onces), il ne s'y trouve au plus que trois ou quatre semigrammes d'acide libre de substances salines ; et, en supposant qu'un homme pressé par la soif bût successivement plusieurs verrées de cette eau, la quantité d'acide qu'il prendrait serait toujours beaucoup au-dessous de celle que le médecin emploie souvent avec succès, toujours avec sécurité, dans plusieurs espèces de maladies. En effet, il est fort ordinaire, surtout dans les hôpitaux, de prescrire, pour boisson habituelle aux malades, un litre (ou pinte) d'eau dans laquelle on ajoute cinq à six décagrammes de sucre ou de miel, et trois, quatre, et même jusqu'à six grammes d'acide sulfurique.

Ainsi, sous ce premier point de vue, relativement à la quantité d'acide et de substances salines contenues dans

la boisson proposée par le Citoyen Quatremère , il n'y a
assurément aucun inconvénient à redouter de son usage ;
mais cette boisson est-elle préférable à l'usage de l'eau
ordinaire acidulée par une certaine quantité de vinaigre ?

Pour répondre à cette question importante, nous observons d'abord que , livré à des travaux fatigans , exposé à l'ardeur du soleil , l'homme éprouve une sueur
abondante , une soif excessive qui l'accompagne , et que
toutes deux le feraient bientôt succomber , ou le disposeraient à des maladies fâcheuses , s'il n'employait
pas les moyens d'étancher la soif qui le dévore , de
modérer la sueur qui l'épuise. Dans ces cas , l'eau
seule et pure ne suffit pas ; elle calme tout au plus,
pour le moment, la soif qui brûle : mais bientôt le besoin
se fait sentir de nouveau , la sueur ainsi que l'épuisement
deviennent plus grands encore ; et, cette vérité étant reconnue depuis long-temps , on a proposé d'ajouter à l'eau
quelques substances particulières. Les uns ont recommandé
l'addition de l'alcohol, de l'eau-de-vie ; mais ces liqueurs,
qui rendent une force momentanée , ont l'inconvénient de
porter à la tête , et d'amener par suite l'épuisement. D'autres ont employé les acides ; mais , observons-le bien,
chaque acide exerce sur les organes une action particulière,
et leur choix mérite beaucoup d'attention.

De tous les acides , celui qu'on emploie le plus ordinairement pour mélanger avec l'eau réservée aux boissons
pendant les travaux, est le vinaigre. Mais , outre que le
vinaigre , qui fait partie des approvisionnemens militaires,
est souvent falsifié, altéré par une tendance à la putréfaction, il a bien certainement la propriété de disposer à la
sueur ; et c'est d'après cette propriété bien reconnue ; on

les médecins emploient si souvent diverses préparations faites avec le vinaigre, lorsqu'ils ont, dans quelques maladies, à exciter l'action des organes, à déterminer la transpiration cutanée. Ainsi, en admettant même que le vinaigre fût bon et eût toutes les qualités qu'on peut désirer, son usage convient moins pour servir de boisson à des travailleurs, à des hommes exposés à la chaleur, parce qu'il tend essentiellement à favoriser, à entretenir, à exciter la transpiration, qui, dans ce cas, est un moyen d'épuisement et de débilitation.

Nous ne parlerons pas des acides que l'on peut obtenir des citrons, des fruits frais, de quelques préparations particulières, parce que ces moyens ne peuvent pas s'appliquer à l'objet dont il s'agit.

La boisson proposée par le citoyen Quatremère ne présente pas les mêmes inconvéniens que l'eau acidulée par le vinaigre; il est en effet bien reconnu que l'acide sulfurique, étendu dans l'eau, modère puissamment la sueur, et produit un effet plus durable, plus propre à prévenir la débilitation, qui devient ensuite l'origine des maladies les plus graves. On en a bien la preuve par l'essai qui en a été fait, pendant près de deux mois, sur cinquante-deux hommes occupés à un travail fatigant, dans la saison la plus chaude; or, tandis qu'un grand nombre de soldats placés dans le même cantonnement étaient attaqués de la fièvre, aucun des travailleurs qui ont fait usage de la boisson n'a été malade. Ainsi l'usage de cette boisson est salutaire et très-avantageux pour des hommes qui, par leur genre de travail, et la chaleur du climat ainsi que de la saison, se trouvent exposés à éprouver la soif et des sueurs qui les épuisent ; aussi n'avons-nous pas hésité à en conseiller l'usage pour les ouvriers qui étaient occupés à la construction d'un pont. Cette boisson conviendrait également aux moissonneurs , et même, dans quelques genres de maladies, à nos animaux domestiques, auxquels on est dans l'habitude de donner l'eau blanche acidulée avec le vinaigre.

Mais , quoique cette boisson soit très-avantageuse , et puisse être employée utilement dans beaucoup de cas, il nous paraît que son usage doit être borné aux troupes qui sont cantonnées, qui sont livrées aux exercices particuliers fatigans , et surtout dans un climat chaud-humide qui dispose à la sueur. Elle conviendrait bien sans doute pendant les marches ; mais, comme la préparation doit toujours s'en faire dans des vases de bois ou de verre, comme la distribution ne peut s'en faire dans des bidons de fer-blanc, dans des vases de métal, à cause de l'action dissolvante de l'acide sulfurique, il serait difficile, dans ces mouvemens rapides, de pouvoir concilier toutes les attentions. (*)

D'après ces différentes considérations, nous pensons que l'Ecole de Médecine doit répondre aux Ministres que la

---

(*) Les officiers qui ont fait la guerre contre les troupes Anglaises savent qu'il y a moyen de répondre même à ceci. D'abord il n'y a nulle difficulté à transporter, en temps de marche, sur l'une des voitures d'équipages, le cuvier dans lequel la mixtion se fait pour toute une compagnie, par exemple; et, pour ce qui est des rations à distribuer à chaque soldat, en adoptant, comme les troupes Anglaises , de petits bidons de bois plats , & qui se portent comme des poires à poudre , on pourroit toujours se procurer , sans aucun contact métallique , la nouvelle boisson , soit en grande , soit en petite quantité.

boisson proposée pour l'usage des troupes ne présente aucun inconvénient ; qu'elle est en général préférable à l'eau acidulée par le vinaigre ; que sa composition est moins dispendieuse ; que sa préparation est simple, facile, et qu'elle n'exige d'autre attention que de la faire et de la conserver dans des vases de bois, de verre ou de terre cuite ; qu'enfin elle peut être extrèmement utile pour les troupes qui sont cantonnées et livrées à un travail pénible.

L'Ecole, après avoir entendu, dans la séance du 9 de ce mois, la lecture du rapport ci-dessus, en a adopté le contenu, et a arrêté que copie en serait envoyé au Ministre de l'Intérieur.

Signé, THOURET, Directeur de l'Ecole
de Médecine de Paris.

PIÈCES

Tendantes à prouver l'inutilité des Citrons pour obtenir une Limonade aussi salutaire qu'agréable.

PIÈCES

Tendantes a prouver l'inutilité des Citrons pour obtenir une Limonade aussi salutaire qu'agréable.

~~~~~~~~~~

Bodegrave, le 15 Juin 1805.

Pieter Meyer, au Général Adjudant Quatremère-Disjonval.

Mon cher Général,

Je crois avoir enfin trouvé ce qui faisait le principal objet de ma mission. La date de ma lettre vous apprend que c'est à Bodegrave, lieu plus central qu'Alphen même, quoique le dépôt général de la poste aux lettres se trouve en ce dernier endroit. Bodegrave est juste à six lieues de Rotterdam, six lieues de la Haye, six lieues d'Amsterdam, et six lieues d'Utrecht. Il est situé sur le Rhin qu'on appelle souvent le cœur de la Hollande. Où pourrait-être mieux placé votre établissement de nouveau Rouissage, soit pour y faire venir par eau les Chanvres en baguette de toutes les parties de nos Provinces, soit pour les renvoyer rouis, tillés et peignés ?

Je dois vous dire à présent que l'homme avec lequel vous aurez à traiter, pour l'achat de la maison et d jardin, est un Juif. Mais vous savez qu'il y a d'honnêtes gens partout. Celui-ci, qui est boucher de profession, est très-
~~~~~~~~~~

estimé. Je n'ai rien trouvé que de raisonnable dans ses premières propositions, que je ne veux pas cependant vous
faire passer, que je n'aye acquis encore plus de renseignemens et sur l'homme et sur le bien.

A présent je dois vous ajouter, qu'il y a de plus ici,
une excellente auberge, ce qui n'importe pas peu à votre
petit serviteur. Car enfin, mon cher Général, vous n'avez
pas envie que je meure de faim, tout en faisant les affaires
du rouissage de M. Bralle, et par conséquent les vôtres.
Je n'en sais pas encore assez sur ce nouveau métier, pour
savoir comment et combien il faut arroser le chanvre ; mais
ce que je sais c'est que moi ai bien besoin de boire une
bouteille de bon vin, quand j'ai terminé mes affaires. (*)

A propos de cette manière de les finir ou de les commencer, je me suis trouvé l'autre jour en ladite si bonne auberge de Kooperdraad, et de sa femme qui est ma foi encore une bien brave femme, avec des aides-de-camp du
Général Vignolle et du Général Grouchy, qui, quand ils
ont su que je vous étais attaché, n'ont plus cessé de me
parler de vous et de tout ce que vous avez fait en Italie.
Ceux du Général Vignolle, qui est comme vous savez Chef
d'Etat-major Général de l'armée Française et Hollandoise
au camp sous Utrecht, m'ont dit qu'ils avaient bien un
exemplaire de votre recueil sur une boisson militaire à
l'acide . . . . . à l'acide . . . . . ma foi, mon Général,
j'ai oublié le reste ; que vous aviez remis vous-même cet

____

(*) La seule faute que m'ait toujours faite l'écrivain de cette
lettre, d'ailleurs un de mes plus dociles et de mes meilleurs élèves,
est de confondre, de temps à autre, l'emploi du pronom *moi*,
avec celui du pronom *je*.

exemplaire au Général Vignolle, quand il vint inspecter les
troupes à Amiens avant de venir en Hollande ; mais ils ont
appris que sur certaines difficultés relatives aux vases dans
lesquels on doit confectionner ou conserver cette boisson,
il s'étoit écrit pour, et contre, de nouveaux mémoires, de
nouvelles réponses ; qu'il s'était agi surtout des bidons de
fer-blanc qu'on dit que vous n'aimez pas plus que le vinaigre, pour des soldats en campagne, et surtout en marche....
Je voudrais me rappeler encore d'autres choses qu'ils
m'ont dites. Mais le résultat a été qu'ils désireraient bien
avoir un exemplaire de cette seconde édition de votre recueil, qu'on dit presque doublée par cette nouvelle discussion sur les bidons. Je vous prie donc de m'envoyer un de
ces nouveaux exemplaires, en me répondant sur la présente. Vous savez que c'est par les barques qu'il faut adresser toutes les lettres un peu volumineuses, et que comme
il part de la Haye, où vous êtes, une barque toutes les heures pour Bodegrave et route, je puis recevoir vos ordres
avec encore plus de promptitude par les barques que par
la poste. J'ai l'honneur d'être, etc.

Votre toujours bien dévoué,
PIETER MEYER.

La Haye, le 30 Prairial an 12.

L'Ajudant Commandant QUATREMÈRE - DISJONVAL,

Au Citoyen PIETER MEYER.

BRAVO, mon cher Meyer. C'est vraiment affaire à vous.
Comme César vous n'avez eu besoin que de venir et de voir
pour triompher. La position de Bodegrave, par lequel je

suis au moins passé quatre cent fois, tant à pied qu'en barque et en voiture, m'est parfaitement connue. N'y a-t-il pas une écluse, à laquelle, ou à cause de laquelle, toutes les barques sont obligées de s'arrêter, tant en montant qu'en descendant ? C'est un avantage pour ceux qui prennent des rapports avec un lieu quelconque en Hollande, puisqu'il en résulte un repos obligé, pendant lequel on peut vaquer à bien des choses.

Mais n'en venez pas pour cela à dire du mal de Alphen. Quoique j'aye pensé m'y tuer, par une chûte de nuit en 1787, je n'en suis pas moins resté pour toujours épris de la beauté de ce village pendant le jour, et surtout de l'incomparable auberge des frères Sondorp, dans laquelle je me propose d'établir mon quartier-général, pour aussi long-temps que dureront mes grandes constructions relatives au rouissage de M. Bralle. Vous voyez que je donne tout d'abord les mains ou mon consentement au choix que vous avez fait d'un bien situé à Bodegrave, et sur le Rhin, pour l'établissement de la nouvelle cuve et de ses dépendances. Mais songez bien avant de pousser les choses plus avant, que je ne suis pas seul; que j'ai des commettans ; que les Hollandais sont de grands connaisseurs en établissemens faits ou à faire ; que celui-ci est de nature à m'immortaliser ou à me perdre ; que situé, comme vous prétendez qu'il le soit, à la vue de trente barques montantes ou descendantes chaque jour, c'est un édifice qui doit mettre le sceau à ma considération savante et nautique dans le pays, ou l'ébouler pour toujours.

Pardonnez, mon cher Meyer, à ces petites craintes. Je n'en ai pas moins, je vous l'assure, une très-grande prédilection d'avance pour le local que vous m'indiquez.

Juif

Juif ou non , votre Boucher de sa profession peut être un
excellent contractant. Il faut convenir que ceux de la
Hollande font presque par tout les meilleures et les plus
grandes affaires. J'en viens à la rencontre assez singulière que vous avez faite, dans votre auberge déjà chérie ,
d'Aides de Camp de Généraux que je connais beaucoup.
J'ai servi avec le Général Vignolle. Je n'ai pas eu l'avantage de servir avec le Général Grouchy ; mais j'ai d'autres
rapports avec lui , et je ne crois pas en être moins estimé.
Au demeurant , rien de plus exact que ce qu'ils vous ont
dit des additions faites à une seconde édition de mon Recueil
de Pièces relatives à une nouvelle Boisson Militaire , dans
laquelle le Vinaigre est remplacé par de l'Acide Sulfurique et de la Crême de Tartre. Les inconvéniens prétendus
de l'introduction de cette nouvelle boisson dans les bidons
de Fer-blanc ont effectivement donné lieu à examiner , si
des bidons de Fer-blanc n'étaient pas d'abord et pour toutes
les boissons quelconques , le plus grand des inconvéniens.
La difcussion m'a conduit à en révéler encore bien d'autres ,
relatifs au service militaire même. Le seul obstacle que
je trouve à satisfaire ces Messieurs, c'est que je n'ai apporté
avec moi qu'un seul exemplaire , et qu'il m'est déjà
comme retenu par un Libraire qui veut le faire traduire
en Hollandois selon toute sa teneur. Mais *s'il est avec le
Ciel des accomodemens* , à plus forte raison , mon cher
Meyer , en pourrons-nous trouver ici. Je vais faire trans-
crire bien exactement les plus essentielles de ces nouvelles
pièces. Elles consistent en une Lettre de moi au Général
Chasseloup-Laubat , Général de Division du Génie , et une
du jeune Sergent Dora au même Général , sur ses propres
observations. Je ne doute pas de l'intérêt avec lequel les

Généraux Vignolle et Grouchy liront ces lettres ou mémoires dans leur Camp. Elles portent sur le fond du métier, sur des observations faites pendant des marches ; et quelles marches encore, puisqu'il s'agit presque sans cesse de celles que nous venons de faire , ou à travers les sommets glacés des Alpes, ou à travers les plaines brûlantes de l'Italie ! On peut dire que tous les terrains ont été mis à contribution , que toutes les chances sont épuisées. Que sont les Commentaires de César auprès de ces relations , qu'on pourrait appeler les Commentaires de Napoléon ? Mais de nouveaux moyens d'étancher la soif du soldat, de conserver sa boisson , de la rafraîchir , sont de nouveaux triomphes auxquels le César moderne se trouve encore appelé par l'indicible amour qu'il porte à tout ce qui est sciences. Elles le paient en ce moment de retour. Elles lui offrent des agens nécessairement inconnus aux Anciens , des ressorts qui ne sont pas même encore bien connus des Modernes, je l'ai presque dit , ce levier et ce point d'appui tout ensemble qui manquoient à Archimède pour soulever le Monde.

En vous engageant , mon cher Meyer , à faire passer le plus promptement possible ces copies à celui des deux Généraux que vous voudrez , ne manquez pas d'extraire de cette lettre même ce que je vous adresse sur l'initiative de mes travaux pour l'assainissement de tout ce qui concerne leur belle et bonne Armée. J'ai déjà éprouvé l'intérêt qu'y mit le Général Vignolle lorsqu'après les triomphes de l'Armée de Réserve , il fut nommé Commandant de la Lombardie. Et il est bien vrai que tout sur ce territoire Antique nous rappeloit, si 1 on les moyens fort appropriés , au moins les intentions bien expressés des Généraux Romains sur tout ce qui pouvait entretenir et perfectionner le physique de l'Homme de Guerre. Que de grandes vues, que de sublimes intentions, quelle vive et active philantropie éclatent tout d'abord, et retentissent pour ainsi dire jusques à nous, dans ces deux mots Latins *corpora curare*, qui étaient toujours le dernier ordre, la dernière émanation de la bouche d'un Général à ses soldats, avant le signal de fondre sur l'ennemi et de marcher à la victoire! Ce n'était dans le fond que l'ordre de bien boire et de bien manger ; mais l'expression Latine, il faut en convenir, s'étend à tout ce qui peut améliorer l'état du corps. Hé bien ! mon cher Meyer, dignes rivaux de la philantropie des Généraux de Rome autant que de leur bravoure invincible, partons de là pour commencer à introduire dans le Camp de Zeist ce qu'on a, je crois, raison d'y attendre avec quelque empressement.

Au Quatier Général de Paris, le 10 Ventôse an 11.

L'Adjudant Commandant QUATREMÈRE-DISJONVAL, Employé à l'Armée de Saint-Domingue,

Au Général CHASSELOUP-LAUBAT *, Général de Division du Génie, et Président de la Commission nommée en Italie, pour l'examen d'une nouvelle Boisson Militaire.*

« CITOYEN GÉNÉRAL ET PRÉSIDENT,

« On objecte, avant l'emploi définitif et universel de « ma nouvelle Boisson Militaire, qu'elle ne peut, sans « quelque inconvénient, être introduite et transportée,

« pour le besoin de chaque jour , dans des bidons de Fer-
« blanc. Je crois que les Savans , d'ailleurs très-justes et
« très-estimables , qui ont élevé cette difficulté , s'en
« fussent abstenus , s'ils avaient fait une étude aussi
« particulière que moi des effets vrais que produisent sur
« les parois des vases , soit dans les cuisines , soit dans les
« laboratoires , les Acides plus ou moins neutralisés , sur-
« tout plus ou moins étendus d'eau.

« Il s'agit , dans la nouvelle combinaison , d'une once
« d'Acide Sulfurique , et autant de Tartrite Acidule de Po-
« tasse , étendues dans cent quatre-vingt-douze litres ou
« pintes d'eau. Mais il me semble d'abord qu'une once
« d'Acide Sulfurique seule , étendue dans cette quantité ,
« d'eau , serait beaucoup trop faible pour exercer une
« action dissolvante sur un vase métallique. Il me semble ,
« en second lieu , qu'une once de cet Acide , combinée
« avec pareil poids de Tartrite Acidule de Potasse , donne
« lieu à des décompositions et récompositions qui dimi-
« nuent infiniment l'action dissolvante de chacun de ces
« deux agens , et surtout du premier. Ne remontons pas
« plus haut qu'à la lettre du Citoyen Moscaty au Citoyen
« Fourcroy , sur cette boisson. Nous y trouverons en
« propres termes : ««« Les observations Chimiques et l'ana-
««« lyse de cette boisson , nous décèlent une eau qui tient
«««« en dissolution de très-petites quantités , 1.º d'Acide
«««« Sulfurique libre, qui n'a pu se combiner avec la Crême
««« de Tartre , elle-même en trop petite dose , pour neu-
««« traliser une once d'Acide Sulfurique ; 2.º une quantité
«««« également petite d'Acide Tartritique libre, qui a été
««« dégagé par l'Acide Sulfurique ; 3.º enfin une quantité
««« déterminée de Tartre Vitriolé , qui ne surpasse pas

« « « un huitième de grain pour chaque once d'eau em-
« « « ployée dans la boisson , tandis que les Acides libres
« « « n'excèdent pas probablement un dixième de grain pour
« « « chaque once d'eau. » » » Or , je le demande maintenant,
» laquelle de ces parties salines, combinée ou combinable,
« étant étendue dans une aussi grande quantité de fluide
« aqueux , peut exercer quelque action dissolvante sur
« des parois métalliques ? Je pense enfin que , quand bien
« même il s'en dissolverait quelques parcelles , cette dis-
« solution , trop peu sensible pour compromettre la durée
« des vases , ne compromettrait pas plus la santé des
« hommes ; puisqu'une légère quantité de Fer donnerait
« plutôt du ton à l'estomac et aux entrailles , qu'il ne leur
« nuirait. Les vases de Cuivre, de Plomb ou d'Etain, pour-
« raient donner lieu à des soupçons plus alarmans. Presque
« toutes leurs dissolutions par les Acides, soit Minéraux,
« soit Végétaux, sont des poisons ; mais presque toutes les
« dissolutions de Fer sont autant de boissons curatives et
« bienfaisantes ; elles le sont pour les maladies des deux
« sexes ; et elles le sont surtout relativement aux vues
« qu'on s'est proposées dans la Boisson Militaire , le réta-
» blissement du ton , tant dans les muscles de la peau
« que dans l'intérieur des viscères.

« Ce n'est donc pas ma nouvelle boisson qu'il sera jamais
« dangereux d'introduire dans des bidons de Fer-blanc; c'est
« l'Eau-de-vie , surtout le Vin , qui n'y devraient jamais
« entrer , parce qu'en y prenant à l'ardeur du soleil un très-
« grand degré de chaleur , ils y subissent une cuisson qui
« leur donne un goût désagréable , et oblige souvent le
« soldat à jeter une grande partie de ce qui lui était donné
» pour réparer ses forces. Mais n'avez-vous pas vu plus

« d'une fois nos braves, Citoyen Général, être induits
« à jeter le bidon lui-même ? Comme ce misérable réci-
« pient a encore le cruel défaut de faire ou de rendre un
« bruit très-considérable chaque fois qu'il est heurté, on
« ordonne au soldat de mettre son bidon dans son sac
« pendant les marches de nuit, ou même de jour, dont
« il importe de dérober la connaissance à l'ennemi.
« Je sais que je ne manquais pas de transmettre cet ordre
« aux Chefs de Brigade, lorsqu'il m'avait été donné par
« le Général chargé de la conduite d'une semblable ex-
« pédition ; mais je sais aussi qu'un très-grand nombre
« de soldats aimaient mieux jeter leurs bidons que leurs
« chemises, et qu'on eût souvent pu suivre une colonne
« à la trace, par le nombre des bidons semés sur la route.
« La République Française a, ce me semble, plusieurs
« partis à prendre pour remplacer un genre de récipient
« qui lui est onéreux en toutes manières. Car vous savez,
« Citoyen Général, que l'étamage des bidons de Fer-blanc
« dure encore très-peu. Aussitôt que le mouvement inté-
« rieur de l'eau ou du vin ont opéré la destruction de
« l'étamage, la rouille achève on ne peut plus promp-
« tement de faire des trous ; et il n'y a pas de bidon de
« Fer-blanc qui pût tenir à six mois d'emploi non interrompu.
« L'Angleterre, depuis long-temps désabusée par ces ob-
« servations, ne donne à ses troupes, pour le transport
« journalier de leur boisson, que de petits vaisseaux de
« Bois. Nous nous étions occupés, Citoyen Général, dans
« nos derniers entretiens, d'en proposer de Corne ou de
« Cuir ; mais je ne sais si le jeune sergent Dora, qui a
« déjà donné tant de preuves d'un génie observateur et
« d'un esprit juste, n'a pas trouvé réponse à tout. Après

« avoir essayé, pour lui-même, des bidons, des gourdes,
« il s'était acheté, avant que de passer le mont S.-Bernard,
« une bouteille revêtue d'Osier, de la contenance d'une
« pinte. Sa bouteille lui a échappé bien des fois dans ce
« mémorable passage, sans se casser. Il est aussi tombé
« plusieurs fois sur elle, sans la casser davantage ; mais
« tout ce qu'il transportait dedans s'y conservait excellent ;
« et il m'engage à vous proposer d'en faire fabriquer en
« Verre noir, de toutes semblables à celle qu'il avait ache-
« tée en Verre blanc, ce qui rendrait la solidité bien plus
« grande encore.

« Je profite de cette révision, de tout ce qui est relatif
« à ma nouvelle boisson, et qui sera probablement la
« dernière, pour vous faire observer, Citoyen Général,
« qu'aucune des commissions dont les rapports sont men-
« tionnés dans le recueil, n'a saisi un des motifs qui doi-
« vent le plus contribuer, ce me semble, à introduire
« promptement cette boisson, soit dans nos armées Euro-
« péennes, soit, et plus encore, dans nos armées Colo-
« niales. Le Vinaigre, bien reconnu maintenant nuisible au
« soldat lorsqu'il est étendu d'eau, parce qu'il n'est propre
« alors *qu'à favoriser, à entretenir, à exciter la transpi-*
« *ration*, conserve la qualité tonique et anti-putride au
« premier degré, lorsqu'il reste dans son état primitif et
« concentré. Il est, pour ainsi dire, l'assaisonnement in-
« dispensable à tous les ragoûts dans les pays chauds ; il
« devient lui-même aliment dans la salade, et les diverses
« productions végétales qu'on y a fait confire. L'emploi,
« ou plutôt l'accaparement désordonné qu'on en a fait jus-
« qu'à présent pour aciduler l'eau des troupes, soit en
« Italie, soit en Amérique, est donc un tort incalculable

« que l'on fait à tous les habitans de ces contrées , et aux
« soldats eux-mêmes, faute d'avoir pensé que l'Acide Vitrio-
« lique peut encore mieux aciduler l'eau , et ne peut , en
« aucune manière , relever les sauces, assaisonner la
« salade, confire les fruits, remplir même de fréquentes
« et nombreuses indications dans la Pharmacie, qui ne
« peuvent être remplies par aucun autre agent.

« D'autre part, on a fait le calcul d'une économie de
« vingt-quatre mille francs par division complète, chaque
« année, dans des pays où le Vinaigre se recueille et s'em.-
« ploie sur les lieux, en lui substituant l'Acide Sulfurique
« qui, par la singulière multiplication des fabriques, est à
« très-bon marché, presque nul même, quant au prix , dans
« un emploi semblable à celui qui est projetté. Si vous
« croyez, Citoyen Général, devoir vous en rapporter, pour
« les premiers apperçus d'un approvisionnement, au Phar-
« macien en chef des Armées , près le Ministre de la
« Guerre, il en coûterait, en ce moment, pour aciduler
« cent quatre-vingt-douze pintes d'eau, avec du bon Vinai-
« gre, trois francs, ou soixante sous , et pour arriver à la
« même fin , avec de l'Acide Sulfurique et de la Crême de
« Tartre, deux sous au plus ; ce qui promet, dans les ap-
« provisionnemens à faire, *cinquante huit soixantièmes*
« d'économie. Osera-t-on bien arrêter encore long-temps
« l'effet d'une amélioration et si évidente et si prodigieuse?
« Serai-je réduit enfin à partir, pour l'Amérique, les mains
« vides , lorsque je pourrais arriver porteur d'une loi,
« propre à immortaliser les vues philantropiques du
« Premier Consul, et du Ministre de la Guerre , soit par
« ce qu'elle interdit , soit par ce qu'elle y substitue ?

« Salut et respect. Quatremère - Disjonval. »

(73)

Au quartier-général à Paris, le 14 Ventôse an 11.

DORA, Sergent de la 6.e Compagnie du 1.er Bataillon
de la 96.e demi-Brigade de ligne,

*Au Général CHASSELOUP-LAUBAT, Général de
Division du Génie, et Président de la Commission
nommée en Italie, pour l'examen d'une nouvelle
Boisson Militaire.*

« CITOYEN GÉNÉRAL ET PRÉSIDENT,

« Vous désirez savoir quel fut le résultat des nouvelles
« expériences faites à la division des travaux du Simplon,
« par suite de l'ajournement porté dans la décision du
« Conseil, par vous présidé à Milan, sur la nouvelle Bois-
« son Militaire. L'Adjudant Commandant Quatremère-
« Disjonval, qui fut envoyé immédiatement après à ladite
« division, pour en être Chef d'état-major, demanda au
« Général Divisionnaire, sous les ordres duquel se trouvait
« mon corps, que je pusse en être légalement distrait,
« pour recommencer, pendant les travaux du Simplon,
« les épreuves qui n'avaient été que comme entamées sur
« une nouvelle boisson, pendant les travaux auxquels
« j'avais été occupé à Crémone. Ayant obtenu de pouvoir
« partir avec l'Adjudant Commandant Quatremère, nous
« attendîmes la saison des chaleurs pour recommencer les
« expériences sur les effets de la transpiration, et sur ce
« qui peut les diminuer. Comme il avait été convenu de les
« varier aussi, ces expériences, quant aux individus, nous
« adoptâmes de les faire porter sur divers détachemens,
« tant Français qu'Etrangers. M'étant entendu facilement,

« pour cet objet, avec les Commandans, (*) j'ai remarqué
« sur ces individus, comme sur les précédens, qu'ils bu-
« vaient de notre boisson, dans les premiers jours, avec
« une assez grande abondance, et presqu'autant que de
« la boisson acidulée par le Vinaigre ; mais au bout de
« quelques jours, ils en buvaient beaucoup moins, quoi-
« qu'ils la trouvassent toujours très-bonne ; ce que j'ai
« attribué à ce qu'ils éprouvaient, comme moi, que cette
« boisson diminue la tendance à boire, effet que ne pro-
« duit aucunement celle acidulée par le Vinaigre. J'ai re-
« marqué encore que ces braves gens, après quinze jours
« ou trois semaines d'usage de la nouvelle boisson, avaient
« plus d'appétit, et que comme ils gagnaient par leur tra-
« vail un assez bon supplément de solde, ils s'achetaient
« un supplément de pain. Je conviens que ce fait pourrait
« être regardé par plusieurs personnes comme un inconvé-
« nient; mais me croyant obligé de vous déclarer tout en
« entière franchise et sincérité, j'avoue ce qui est parvenu
« à ma connaissance sur cet article, laissant à décider aux
« arbitres suprêmes de la destinée du soldat, s'il y a de
« l'avantage ou de l'inconvénient à lui donner une boisson
« qui augmente son appétit, lorsque tout concourt à le
« lui ôter. Je puis assurer du reste, que pas un de ces tra-
« vailleurs n'a été malade ; et je crois que, si le bon air
« des montagnes a pu y entrer pour quelque chose, l'usage
« continuel de la nouvelle Boisson Militaire y est entré
« pour beaucoup davantage.

« Vous désirez en outre savoir, Citoyen Général, ce

____

(*) Il conviendrait mieux de dire les Sous-Officiers, qui furent
seuls instruits du projet, pour prévenir toute cabale.

« que j'ai été à portée d'observer sur les bidons de Fer-
« blanc , dont la substance est le seul article qui laisse
« quelque difficulté dans l'emploi de la nouvelle Boisson
« Militaire. Je vous répondrai que j'avais acheté de mes
« propres deniers celui que j'avais en partant de Dijon
« avec l'Armée de Réserve, et qu'il m'avait coûté, autant
« que je m'en souviens, trente sous ; mais bientôt las des
« inconveniens de cette sorte de vase , surtout de la chaleur
« et du mauvais goût qu'y contractait le Vin , je m'en suis
« défait en faveur d'un de mes camarades. Y ayant substi-
« tué une gourde , j'ai trouvé encore que le Vin et l'Eau-
« de-vie y prenaient un mauvais goût ; mais je n'ai pas eu
« long-temps à me plaindre de cet inconvénient par l'effet
« d'un autre, qui est que ma gourde s'est cassée en tombant
« sur le pavé. Ces deux essais, à peu près aussi malheu-
« reux l'un que l'autre , m'ont déterminé à essayer d'une
« bouteille de Verre , revêtue d'Osier, qui m'a paru réunir
« tous les avantages. Moins chère d'acquisition que le
« bidon de Fer-blanc et la gourde, elle a passé avec moi
« le Saint-Bernard, sans se casser , quoique je l'aie laissé
« tomber vingt fois sur des rochers, et quoique je sois
« peut-être tombé autant de fois sur elle. Je lui ai dû de
« me conserver toutes les boissons aussi bonnes et aussi
« fraîches que possible. Mais hélas ! je l'ai laissée dans
« une halte, pendant laquelle j'avais plusieurs fonctions à
« remplir près de ma compagnie, sur la fameuse mon-
« tagne en face du fort de Bar ; et je ne puis dire combien
« je regrette encore cette chère bouteille. J'ai vu, par
« contre, des volontaires si enragés de tous les mauvais
« effets du bidon de Fer-blanc, qu'ils ne se contentoient
« pas d'y renoncer en les jetant par terre , mais qu'ils

« montaient encore dessus à deux pieds. Vous peserez dans
« votre sagesse, Citoyen Général, ce qui doit résulter de
« mon exposé rapide, et pour l'adoption de la nouvelle
« boisson, et pour l'adoption de nouveaux bidons.

« Salut et respect,   D o r a. »

Telles sont, mon cher Meyer, les principales pièces
additionnelles à celles que le Général Vignolle et le Général Grouchy connaissent. Elles contiennent l'essentiel
de ma nouvelle doctrine, et sur les boissons, et sur les
bidons. Je ne doute pas qu'on n'éprouve au Camp de Zeist,
chaque fois qu'on s'en éloigne pour de grandes manœuvres,
tous les inconvéniens des bidons en Fer-blanc qui viennent
de passer en revue. Je n'en appelle pas seulement au Général Marmont, au Général Vignolle, au Général Grouchy;
j'en appelle à tous les autres Militaires de l'Armée Franco-
Batave, qui ont eu souvent et long-temps des marches
d'Eté à faire faire à leurs troupes. Ne l'auriez-vous pas
éprouvé vous-même, mon cher Meyer, quoique vous
n'ayez jamais servi au-delà des frontières de la Belgique;
et ne reconnaissez-vous pas, mot pour mot, dans ce
qu'énonce Dora, ce qui aura fait souvent le sujet de vos
murmures? Mais puisque mon ami Deschamps, premier
Aide de Camp du Général en Chef*, a été près de vous
comme le premier instigateur de cet envoi, je vais encore
le grossir d'un titre de recommandation en faveur de mes
nouveaux bidons, qui achèvera probablement leur
fortune.

La boisson des Militaires ne demande pas seulement
à être améliorée par une acidité plus convenable de
sa nature, plus appropriée aux mouvemens conti-

____

(*) Nommé depuis Colonel d'un Régiment de Chasseurs à cheval.

nuels des Armées, plus économique eu égard à la dépense en plus des quatre mois d'Eté qu'elle nécessite. Elle réclame encore depuis long-temps une immense, ouï une immense amélioration, quant à l'un des premiers besoins de l'individu exposé à la chaleur ; et cette amélioration ne peut également résulter que de mes nouveaux bidons. C'est l'Armée d'Égypte qui me fournit ici mon texte. Tous ceux qui ont composé cette Armée, ou comme Militaires ou comme Administrateurs, ont pu et dû voir le phénomène de l'eau rafraîchie par les rayons du soleil. Tout le monde connaît la fable ingénieuse de cette statue de Jupiter, qui dans le même pays rendait les plus doux sons aussitôt qu'elle était frappée des premiers rayons de l'astre du jour. Mais convenez-en, mon cher Meyer, quand on a fait une marche forcée sous les rayons permanens du père de la lumière, on a plus besoin de rafraîchissement que de musique. Aussi ne vous parlai-je de cette dernière que par occasion, et pour vous amener plus facilement à admettre l'espèce de prestige qui vous paraîtra résulter d'eau mise à la glace, par les plus ardens rayons du soleil, à l'heure de midi.

Or ça, mon Très-Cher, c'est une vérité des plus antiques et des plus honorables pour l'esprit observateur de la sage Égypte, qu'on y est depuis un temps immémorial en possession de rafraîchir l'eau, faute de glace, par l'opération du soleil lui-même. Un genre de Terre Glaise fourni par les environs du Nil en est le seul intermède. Cette terre une fois qu'elle a été pétrie et cuite au four, n'importe en quelle forme de récipient de vase ou de bouteille ; cette terre, dis-je, se trouve après le travail du potier si poreuse et si friable, que si on remplit un de ces vases d'eau devenue insupportable par la chaleur de l'athmosphère , il ne faut ensuite que l'exposer bien bouchée aux rayons du soleil le plus brûlant , pour que le contenu redevienne de la plus agréable fraîcheur. Voilà l'effet. Voici maintenant les causes. Il est encore vrai que celles-ci sautent , pour ainsi dire , à la vue par la multitude de bulles d'eau dont la bouteille se couvre. En un mot l'excessive chaleur du dehors attirant une assez grande quantité d'eau du dedans , par tous les pores du vase , il s'établit manifestement une très-grande évaporation ; et il est reconnu en Physique que même la plus petite évaporation n'a jamais lieu sans réfroidissement. Ces heureuses bouteilles , ou pour rappeler une des expressions du sergent Dora , ces chères bouteilles, s'appellent *Bardaces*. J'en ai vu et tenu. J'ai bu de l'eau rafraîchie entre midi et une heure , par leur simple exposition au soleil qui dominait en Juin et Juillet. Mais laissons-là les bouteilles de l'Égypte et revenons aux miennes.

On peut obtenir exactement le même phénomène , mon cher Meyer, à l'autre extrémité du Globe, par des bouteilles clissées, c'est-à-dire, revêtues de Paille, de Jonc, ou d'Osier. Il ne faut employer qu'un procédé de plus , et qui est de tremper la bouteille revêtue d'une enveloppe végétale quelconque dans une eau aussi quelconque. Du moment où la bouteille est soumise de toutes parts à l'action du soleil le plus ardent possible , l'évaporation commence ; et lorsque le soleil a pompé toute l'eau ambiante, celle de l'intérieur est complettement rafraîchie.

Dites au Chef d'Escadron Deschamps que , comme on n'y regarde pas de si près avec ses amis , je lui envoie cette belle et bonne amélioration par-dessus marché.

Une heureuse fatalité a voulu qu'ayant rencontré cet intéressant Officier à Crémone, lorsqu'il y était premier Aide de Camp du Lieutenant Général Duhesme, je l'aie ensuite retrouvé à Milan, à Turin, à Chamberri, à Aix près Chamberry, que je crois le lieu de sa naissance. Par tout il m'a paru singulièrement apprécier le zèle que je mettais à servir et l'État et le Soldat ; ce qui n'est pas toujours la même chose. Il ne cesse de me faire la guerre et de vive voix et par lettres sur ce que je n'arrive point au Camp. Mais vous le savez, mon cher Meyer, tout s'y passe pour ce moment en manœuvres et en démonstrations de guerre, fort utiles aux commençans, moins utiles aux hommes instruits. Et puis enfin j'ai les engagemens les plus sérieux avec la Marine Batave. Voici un Etablissement de Rouissage sur lequel j'ai reçu des fonds à plusieurs reprises, et de diverses caisses. *Age quod agis* est la devise de tous les hommes probes et sensés. Ce sera toujours la mienne. Faites-en aussi la vôtre ; et croyez-moi tout à vous,　　　QUATREMÈRE-DISJONVAL.

Bodegrave, le 1.er Juillet 1804.

PIETER MEYER, *au Général Adjudant*

QUATREMÈRE-DISJONVAL.

AH ! mon cher Général, pourquoi la fin de votre lettre en détruit-elle le commencement ? Je n'ai pas seulement lu et relu, j'ai copié vos pièces additionnelles sur la nouvelle Boisson Militaire et les nouveaux bidons que vous avez bien raison d'y vouloir joindre. Comme je veux garder pour moi ces précieuses additions, je n'enverrai aux

Aides de Camp des Généraux en question que des copies;
et je consens encore à joindre, à ces copies, tout ce que
vous m'écrivez sur les soldats Romains, sur la philantropie
de leurs chefs, sur les effets certainement admirables de
toute la tenue physique des Militaires de cette grande nation. Mais quant à l'eau rafraîchie par les rayons du soleil,
oh ! pour le coup, mon cher Général, vous essayez je
crois de vous amuser aux dépens de votre serviteur. Pres-
crivez-moi tout ce que vous voudrez. Envoyez-moi des
nouvelles boissons à l'Acide Sulfurique, à l'Acide Nitrique,
et à tout ce qui rime en . . . . . ique ; vous me trouverez
docile et prêt. En un mot, mon Général, pour vous,
j'avalerais le Diable. Mais pour de l'eau rafraîchie par le
soleil, ceci passe les bornes de ma foi, et même de mon
attachement. Toutes vos pièces sur les nouvelles boissons
et les nouveaux bidons seraient déjà rendues au Camp.
Il passe par Bodegrave plus de vingt Officiers par jour,
qui s'y rendent de la Haye, ou de plus loin . . . . .
Mais de l'eau rafraîchie par le Soleil, en plein midi!
plus j'y repense, plus je recule ; et comme on nous accuse
quelquefois, nous autres bons Hollandais, d'un peu de
crédulité, au moins tâcherai-je qu'on ne m'apelle pas
L'Homme a l'eau rafraîchie par les rayons du soleil.

D'ailleurs il me semble que rien ne périclite sur cet
envoi. Ce qui presse davantage, c'est de vous apprendre
que j'ai à peu près tout applani sur l'acquisition de la
maison, jardin et usages, en ce beau village si propre à
toutes les opérations du rouissage de M. l'abbé Bralle.
Que ne peut-il lui-même en être aussi le juge ! Je ne puis,
quant à moi, me défendre d'un peu d'orgueil, en voyant
que j'ai si bien rempli ma mission. Mais vous savez que

vous ne m'avez muni d'aucun pouvoir. Je ne puis, en votre absence, que faire des promesses ; or avec les Hollandais, surtout Juifs, après quelques semaines il faut autre chose. Que n'arrivez-vous enfin, mon cher Général ? Ce serait la meilleure de toutes les réponses ; et quant à votre nouveau moyen de rafraîchir l'eau, je crois que vous feriez bien plus de Prosélytes en allant vous-même, qu'en envoyant seulement vos Apôtres.

A propos, le Maître d'école d'ici, qui est un Monsieur, qui est un Docteur, qui parle et écrit le Français comme vous et moi, dit beaucoup vous connaître. Il peut réellement nous être fort utile par son influence sur tout le pays. Il se rappelle d'avoir eu la charge de vous fournir une voiture de poste, lorsque vous allâtes, pour la première fois, d'Utrecht à la Haye, après l'entrée des Français, mais ne pouvant encore remuer, comme il dit, ni pieds ni pattes. La mère Cooperdraad, la femme de mon aubergiste, qui, comme je vous l'ai déjà dit, est une bien brave femme, avait presque envie de pleurer, lorsque notre Maître d'école racontait dans quel état vous étiez sorti de votre captivité d'Utrecht. Moi qui vous ai servi d'interprète et de secrétaire, immédiatement après votre arrivée à la Haye, j'en savais bien aussi quelque chose. Mais enfin, mon cher Général, vous triomphez sur tous les points. Vous avez fait une route du Simplon. Vous êtes en train de vous immortaliser en Hollande par le plus beau présent, sur ma foi, que notre pays comporte. Hâtez-vous seulement d'arriver dans le lieu que j'ai choisi pour théâtre à vos nouveaux exploits. Je reçois journellement des honneurs dont je ne me sens pas tout à fait digne. On me fait aussi de temps à autre des questions auxquelles je ne suis pas très-en état de répondre. Moi sais bien par exemple le nom de M. Bralle, que c'était un bon Curé des environs d'Amiens, ce qui rend un peu fiers nos Pasteurs Catholiques, et même Protestans. Mais je sens que ma prédication s'use, et qu'il est temps que la vôtre commence. En vérité, mon cher Général, si vous n'arrivez pas au lieu de vos lettres, sauf tout le respect qui est dû à celles-ci, je pars pour vous aller chercher.

Salut et respect :   PIETER MEYER.

Alphen, le 6 Thermidor an 12.

L'Adjudant Commandant QUATREMÈRE - DISJONVAL,

Au Citoyen PIETER MEYER.

Au moins, mon cher Meyer, si je vous écris encore, ce n'est plus de la Haye, mais bien de ma chère auberge du *Starre* ou de l'Étoile à Alphen. J'y ai débarqué hier soir. Je vous écris dès la naissance du jour. Je ne suis plus séparé de vous que d'une heure de chemin. Assurément Monsieur le Juif doit commencer à croire que vous ne l'avez pas entièrement trompé.

Mais comment en venir aux affaires, sans commencer par donner quelques momens au plaisir, ouï, au plaisir toujours nouveau pour moi d'être logé ici, au-dessus de mon arbre, en face de mon moulin, au milieu de trois grands chemins, et surtout, ah ! surtout attenant ce beau jardin où j'ai vu......où j'ai vu.....où j'ai vu l'Araignée Pendice manger sa toile en entier pour la première fois. Si tout ceci se trouvait n'être pour vous, mon cher Meyer, que des énigmes ou des logogriphes, je trouverais beaucoup de plaisir à vous en donner l'explication. Mon arbre d'abord , c'est celui dont vous connaissez certainement le dessous , mais ne connaissez probablement pas le dessus ; c'est celui dont l'étendue est si prodigieuse (quoiqu'il ne soit point un Mélèze) que vingt-cinq ou trente tables tiennent dessous , et qu'il faut une ceinture de pilastres ou d'étais pour soutenir la dernière extrémité de ses branches sur les trois quarts de sa circonférence. Mais ce n'est rien que de voir ce même arbre de ou dans l'espèce de salle si vaste dont il forme le plafond. C'est de l'étage supérieur , c'est d'où je suis , c'est d'où je vous écris qu'il faut voir toute la plate-forme verdoyante , qu'il offre aux regards de l'être assez heureux pour habiter la chambre d'où l'on plonge sur cet incomparable tapis. (*)

(*) On trouvera sans doute qu'il y a peu de rapports entre toutes ces descriptions des beautés de la Hollande, et *l'inutilité des Citrons pour obtenir une Limonade aussi salutaire qu'agréable.* J'eusse peut-être cédé le premier aux convenances qui semblaient les exclure, s'il n'y avait ordinairement une étroite relation entre la nature des lieux et les découvertes qui s'y sont faites. La Hollande d'ailleurs est gouvernée aujourd'hui par un Souverain Français. Est-ce une raison pour dépouiller une correspondance de ce qui fait l'éloge du Pays et relève la puissance du Souverain tout ensemble. J'ignore enfin s'il est bien nécessaire à la Hollande qu'il y arrive beaucoup de nouveaux habitans, en remplacement de ceux que les troubles en ont fait sortir ; mais je sais qu'il n'y a pas de séjour sur la terre plus ravissant que la presque totalité de la Hollande , pendant la belle saison, et que le luxe le mieux entendu pour les Français qui jouissent d'une certaine fortune , serait à mon avis d'y posséder une ou plusieurs maisons de campagne ; car il y a des Hollandais qui, pour avoir le plaisir d'en changer, en possèdent jusqu'à cinq et six.

Mon moulin, c'est le moulin à scier ou à refendre le bois qui est établi en face de mon arbre, sur l'autre côté du Rhin, et qui, mettant sans cesse en mouvement soixante scies, me représente cent vingt ou cent trente hommes qui s'éreintent ailleurs ou même s'estropient, pour arriver bien moins parfaitement à la même fin. Que le vent a ici d'empire, ou plutôt que l'homme a ici de pouvoir ! Commandant au vent et à la mer, il dit à l'une de lui apporter les plus beaux sapins du Nord, et il dit à l'autre de les diviser chacun en soixante morceaux. Je sens que le mouvement de mon pouls s'accélère, que mon cœur palpite, et que mon ame s'aggrandit, en voyant ce moulin, comme un autre Encelade, comme un autre Briarée, jeter un grapin sur la poutre, longue de je ne sais combien de pieds, pesant je ne sais combien de mille, qu'il veut faire sortir du canal ; puis se l'approprier, pour la diviser en soixante parties égales, sans que nul être animé paraisse, sans que rien se heurte, sans que la nuit même ait droit d'arrêter son activité toujours renaissante.

Il est vrai qu'il en est en Hollande des canaux comme des moulins. Ce sont des routes encore plus occupées la nuit que le jour. Je suis arrivé moi-même ici à deux heures du matin, me séparant de soixante personnes qui seront arrivées le lendemain pour six heures à Utrecht. Notre barque était croisée par une, partie d'Utrecht à huit heures du soir, pour ariver le lendemain avant six heures à la Haye ; or vous savez quelle gaieté inspirent ces rencontres nocturnes. Mais que dire d'un pays qui consacre, des deux côtés de chaque canal, un chemin aux voitures, et un autre aux gens de pied ? Si je mandais à un autre que j'écris au centre de trois grandes routes, il se garderait bien d'imaginer que ce fussent trois grandes routes collatérales : et c'est cependant ce que l'inimaginable opulence des premiers ordonnateurs des communications, en ce pays, a presque eu l'avantage d'établir partout,

Quant au jardin, ce qui en a fait, ce qui en fait, et ce qui en fera toujours le jardin d'Eden, le paradis Terrestre pour moi, c'est que c'est celui dans lequel j'ai vu pour la première fois, en l'an 6, l'Araignée à toile perpendiculaire manger le soir, en entier, la toile qu'elle a laissée pendant tout le jour se charger de moucherons. J'avais vu, pendant ma captivité d'Utrecht, cette même Araignée manger le petit peloton de sa toile précédente, qu'elle place au milieu d'une nouvelle toile en la recommençant. J'avais vu l'année d'ensuite, en notre auberge assez médiocre, près le dôme d'Utrecht, mais infiniment tranquille, la même Araignée manger ce qu'elle supprime de sa toile lorsqu'elle l'échancre, et qu'elle imite le matelot carguant une partie de ses voiles, à l'approche d'un coup de vent. Ah ! vous vous en souvenez de celle-ci, mon Cher ; je vous avais auprès de moi, ainsi que le jeune Tougar, et mon si beau Danois, le fidelle Azor. Je fis annoncer cette seconde découverte à toutes les puissances Insectologiques. Je l'envoyai à Hambourg, je l'envoyai à Paris, je l'envoyai à Genève. MM. les Auteurs du Vaderlansche Letter Oeffeningen d'Amsterdam cependant m'aidèrent plus encore que toutes mes missives, à publier un fait d'histoire Naturelle aussi curieux qu'il en puisse exister, puisqu'il est rare de voir quelque espèce d'animaux que ce soit se livrer à une série de raisonnemens aussi longue, que celle dont on voit et l'on compte toutes les parties dans ce second exemple. Mais comment ne pas raffoler du troisième ?

Ah ! parlons-en tous à part. Souvenons-nous qu'on feuilleterait vainement tout ce qu'ont dit de plus intéressant Réaumur, Bonnet, Swammerdam, pour trouver quelque chose qui approche d'un Insecte attendant patiemment tout un jour que sa toile soit garnie de petits moucherons ; ne quittant sa station que pour venir garotter les individus de plus fortes dimensions, et qui pourraient bien se remettre en liberté si on ne venait les réduire plus étroitement en esclavage ; qui enfin, le coucher du soleil venu, avale tout à la fois et sa toile et tous les insectes qu'elle comprend, afin de pourvoir en deux manières aux besoins du lendemain. Ceci d'abord nous donne les premières connaissances approfondies sur ce que c'est que la toile de l'Araignée. J'ai déjà énoncé dans mon Aranéologie, que l'Araignée ne se servait pas seulement de son fil pour garotter les insectes volans ; qu'elle s'en servait encore comme d'un assaisonnement, comme d'un moyen propre à favoriser sa déglutition. Ce dernier fait en est une bien belle preuve. J'aurai dit le premier que l'Araignée à toile orbiculaire mangeait toutes les vingt-quatre heures sa toile. J'aurai dit aussi le premier pourquoi ; en attendant que je fasse connaitre une seconde déjection de cet insecte, qui a aussi une bien utile fin ou un bien intéressant usage ; mais revenons à nos Boissons, et à ce que vous en admettez, comme à ce que vous n'en voulez point admettre.

Une de mes plus intéressantes découvertes sur les Araignées a donc eu, comme vous le voyez mon cher Ami, trois époques ou trois âges. Hé bien ! prenez que ma réforme de la Boisson Militaire aura eu trois époques ou trois âges aussi. J'aurai d'abord reconnu, en obser-

vant très-attentivement ce qui se passait dans les cham-
brées et dans les rangs , que l'emploi du Vinaigre, surtout
en Italie , était des plus opposés à la fin qu'on se proposait
ou qu'on devait se proposer. J'aurai eu le bonheur de
fournir ensuite le mélange universellement et constamment reconnu depuis cinq ans , pour tout ce que l'on
pouvait proposer de plus salutaire , de plus économique , de plus facile à transporter. Et j'aurai enfin, et j'aurai
en troisième lieu réussi à substituer le genre de vase le
plus convenable pour une multitude de raisons , dont la
plus essentielle restera (ne vous en déplaise) la possibilité de faire rafraîchir la boisson du soldat , par les rayons
même de ce soleil qui l'épuise et lui cause une soif si
ardente. Rien n'approche plus l'homme de la Divinité
que de savoir tirer le bien du mal. Rien ne devrait vous
rattacher plus fortement à moi , mon cher Meyer , que ce
qui, en ce moment , vous révolte et vous contrarie
davantage.

Et d'abord vous n'avez probablement pas la moindre
envie de me contester un fait qui s'est renouvelé à la face
de toute l'armée d'Égypte, celui des *Bardaces* ou vaisseaux
de terre confectionnés avec le limon du Nil , et restant
si poreux , après avoir été cuits, que l'ardeur du soleil attire
au-dehors une partie de l'eau qui a été introduite au-dedans.
Il y a maintenant de ces Bardaces à Paris. M Marcel , qui
était chef de l'Imprimerie de l'armée d'Orient ou de l'armée
d'Égypte , en a rapporté deux que j'ai vues , et dont j'ai
bu. Il ne manquait plus que de creuser ce fait, qui
a sans doute contribué pour beaucoup au fameux mot de
l'Empereur Sévère à ses soldats , se plaignant en Egypte
de ce qu'ils n'avaient pas de vin : NILUM HABETIS. *N'avez*

vous pas le Nil? Mais il ne faut , mon cher Ami, que faire
un raisonnement qui eût pu l'être par tous les nouveaux témoins de ce phénomène , ou plutôt de cet effet très-simple;
il ne faut que saisir le rapport exact qu'il y a entre un vase
poreux et un vase entouré d'une substance poreuse , comme
de la paille , du jonc, de l'osier ou du linge. Je vous laisse
à choisir celui de ces quatre moyens que vous aimerez le
mieux, pour recommencer l'expérience et parfaitement
réussir. Vous n'étez pas si dénué à Bodegrave que vous
ne puissiez y trouver les moyens d'enfermer une bouteille
de verre dans l'une des quatre substances que je viens de
nommer. Or pour peu que toutes les parties de la substance
ambiante soient bien appliquées contre la paroi du vase,
pour peu que le contact soit immédiat , que la juxtaposi-
tion soit parfaite ; en mouillant bien le corps ou l'enduit
extérieur , et exposant le tout à un soleil ardent, vous aurez toute l'évaporation nécessaire pour que l'eau intérieure
soit rafraîchie presque jusqu'à la congellation.

Passons maintenant de la fable à la moralité. Il suit
de tout ceci que du moment où les soldats, au lieu
de leurs infàmes bidons et bourdons de Fer-blanc , auront
des bouteilles Clissées, c'est-à-dire , revêtues de paille de
jonc ou d'osier ; ils n'auront besoin que de descendre leur
bouteille dans la première eau qui se rencontrera , eau de
source , eau de marre, eau d'ornière , et de suspendre leur-
dite bouteille , au bout de leur fusil , pendant même le
temps de la marche, pour trouver une boisson de la plus
délicieuse fraîcheur au temps de la halte. Et qu'on ne dise
pas qu'il n'y va ici que d'un simple agrément , que d'une
simple sensualité. J'ai pensé périr en Espagne faute de vouloir me résoudre à boire frais. C'est un des besoins les plus

impérieux de l'estomac, lors de la continuité d'une excessive chaleur. Ouï, il y va de manger ou de ne plus manger, de digérer ou de ne plus digérer. L'acide sulfurique Tartarisé, rendra bien des beaux hommes à la Patrie, les bouteilles clissées descendues dans l'eau, puis suspendues au soleil, en rendront peut-être encore davantage.

Et telle est donc la destinée des misérables Savans tous les premiers, qu'à moins d'un genre d'esprit particulier, le génie des applications, ils voient et revoient les faits dont ils pourraient tirer le plus grand parti, sans soupçonner seulement ce parti qu'ils pourraient en tirer, et pour les autres, et pour eux-mêmes. Guyton-Morveau m'écrivait un jour, que la plupart des savans, comme les autres hommes, ne voyaient presque jamais que ce qu'ils étaient avertis de regarder. C'est un des mots les plus heureux et les plus vrais qui soient parvenus à ma connaissance. Pascal, presque encore enfant, remarque la différence de son que produit un vase de terre fêlé, et ses questions amènent la première théorie sur les rapports entre l'organe de l'ouïe et la nature de l'air. Newton voit tomber une pomme, et en infère tout ce qui devait le conduire à la première exposition vraie du système du monde. Pour combien d'autres ces faits fussent demeurés stériles ! L'art de conclure et d'appliquer est donc tout à la fois le plus rare et le plus intéressant. Revenons au nouveau Rouissage de M. Bralle, qui n'en sera pas un des moindres produits, et au local que vous lui avez préparé, qui n'en sera pas une des moindres parties.

Bodegrave était, sans contredit, mon cher Meyer, le plus bel endroit qui pût jamais vous venir à l'idée, pour former un établissement comme celui qui nous occupe.

Utrecht à l'une des extrêmités du canal (qui est le Rhin), Leyde à l'autre ; le canal qui vient de Roterdam sur le Rhin , un peu plus haut, celui qui aboutit de même d'Amsterdam sur le Rhin un peu plus bas ; voilà , si je me rappelle bien , les quatre points cardinaux de tout le commerce intérieur de la Hollande , et c'est vraiment notre Bodegrave qui en fait le centre. Je crois me rappeler aussi que nulle part la Hollande ne ressemble plus à la terre Promise ; que les plus belles maisons de campagne , une lieue au-dessus, une lieue au-dessous, semblent se presser davantage ; que par tout les rangées d'arbres y sont doubles, si elles n'y sont quadruples ; que les hommes y sont riches ; que les femmes y sont belles ; que les domestiques y sont bons ; que les enfans y sont heureux.

Mais toute médaille a son revers. Je crois en même temps que c'est le point de la Hollande sur lequel les Français sont le moins aimés. J'ai entendu dire , lorsque j'arrivai en Hollande pour y commencer le nouvel ordre de choses , qu'on apprenait à lire aux enfans des deux sexes dans l'histoire des ravages , à la vérité un peu cruels, que le Maréchal de Luxembourg exerça , lorsque Louis XIV, maître d'Utrecht , ne pensait plus à rien moins qu'à marcher par Bodegrave sur Amsterdam. J'ai lu , depuis que vous avez reporté mon attention sur ce point de la Hollande , que le Bodegrave actuel n'était pas le quart de l'ancien, et qu'il y manquait encore plus de deux cents maisons. Vous êtes plus à portée que moi de vérifier si presque chaque habitant a des tableaux , des gravures , ou des caricatures, relatives à cette époque désastreuse. Ce qui prouve le mieux toutefois combien Louis XIV en arriva près, ce sont ces vers de Boileau, dans son épître à ce grand Monarque, dont le premier porte précisément sur Woerden, la seule ville qui se trouve entre Bodegrave et Utrecht :

> Et qui peut, sans frémir, aborder Woerden ?
> Quel vers ne tomberait au seul nom de Heusden ?
> Quelle muse à rimer en tous lieux disposée,
> Oserait approcher des bords du Zuiderzée ?

Voilà une véritable caricature Poëtique, et plût à Dieu qu'il n'existât pas de traces plus sinistres de cette époque, presqu'aussi fâcheuse pour nos Armées qu'elle le fut pour le pays ! Car les petits livres à apprendre à lire ne font sûrement pas mention de cet autre fait incontestable, savoir, que les habitans de Bodegrave, retirés à Tergaw avec leurs plus intéressantes propriétés, firent pendre, pour première réponse, les Parlementaires que leur envoya le Maréchal de Luxembourg. Quoiqu'il en soit, rien de plus digne des Français actuels, des Français réunis aux Bataves sous le commandement d'un Héros aussi humain et aussi clément qu'il est courageux et intrépide ; rien de plus digne enfin, et des hommes et des choses de la nouvelle Ère, que d'aller forcer les mêmes habitans à reconnaître notre aptitude infiniment plus grande à faire le bien qu'à faire le mal, et à nous signaler par des bienfaits que par des ravages.

Vous savez, après tout, qu'un dégel inopiné fut ce qui mit un terme à ces derniers. C'était vers les fêtes de Noël que Luxembourg avait effectué son passage de la Province d'Utrecht dans la Province de Hollande. Une glace bien forte et bien soutenue lui permit de s'y maintenir pendant quelques jours, et d'y lever de fortes contributions. Mais les Hollandais actuels disent que le Bon-Dieu n'était pas alors si Patriote qu'il

le fut depuis. Un dégel des plus complets vint tout à coup
à éclater. Luxembourg eut bien de la peine à se replier
sur Utrecht avec ses postes avancés. Sur la fin même de
cette retraite on laissait aux élémens , qui ne s'en acquit-
taient que trop bien , tout le soin de terminer la guerre.
Mais une anecdote , que vous ne savez peut-être pas , et
qui nous caractérise mieux que tout ce qu'on pourrait
dire , c'est que les troupes en retraite et les troupes pour-
suivantes se touchaient presque le jour de l'Epiphanie.
Des avant-postes Hollandais on pouvait distinguer et l'on
distinguait effectivement Louis XIV , qui encourageait de
son mieux son infanterie , surtout son artillerie encore
bien plus en peine pour se sortir de digues et de plaines
toutes couvertes d'eau. Or ce fut alors qu'un des Rohans
que Louis XIV avait exilé , pour je ne sais quel bon mot,
et qui avait pris du service dans l'armée Hollandaise , s'a-
visa de monter sur une petite hauteur , et se mit à crier, de
toute sa force : LE ROI BOIT. Je vous ai déjà dit que
c'était précisément le jour des Rois. Louis XIV fut , tout
le premier, si enchanté de l'à-propos , qu'il lui envoya dire
sur le champ , par un Trompette , qu'il pouvait revenir
en France.

Sur ce, mon cher Meyer , je vous dis adieu jusqu'à ce
soir, ou demain matin, au plus tard, nous nous verrons
bien certainement.   QUATREMÈRE - DISJONVAL.

Bodegrave , le 15 Thermidor an 12.

L'Adjudant Commandant QUATREMÈRE-DISJONVAL ,

Au Citoyen VANDENVOSHOL, de présent à Rotterdam.

Je vous écris , mon cher Voshol , du chef-lieu futur
d'un des plus importans établissemens , je crois , qu'ait

encore formés la Hollande. J'ai passé hier contrat d'acquisition d'une maison et d'un jardin merveilleusement situés, pour l'arrivée, le rouissage et le renvoi des Chanvres. J'avais déjà écrit d'Alphen au bon Citoyen Gérard Vander-Wallen, (*) que je me regardais comme certain d'une propriété dans laquelle tous ses conseils et tous ses vœux seraient remplis. Mais avant d'aller plus loin, quel digne et excellent homme que ce Citoyen Vander-Wallen ! Peut-on allier plus de connaissances à plus de modestie, plus de droiture à plus de profondeur, plus de courage à plus d'aménité ? Nous devons bien tous trois, vous, Meyer et moi, le regarder comme notre Père dans cette belle et grande entreprise. Je crois, Dieu me pardonne, qu'il a d'abord pris sur lui les six cents florins qu'il m'a donnés l'année dernière, pour retourner à Paris prendre de nouveaux renseignemens près de M. Bralle, et en revenir accompagné de deux personnes comme vous et le Citoyen Meyer, pour m'aider à former le si bel et si intéressant Etablissement d'un nouveau Rouissage, bien plus adapté encore aux besoins de la Hollande qu'à ceux de tout le reste du Globe.

J'en puis parler en toute confiance, depuis surtout que j'ai reçu une belle députation de tous les principaux habitans du Pays. Car il est bon de vous dire qu'on n'a pas été plutôt instruit par les formalités indispensables, que mes commettans et moi étions devenus Propriétaires et comme Citoyens dans l'endroit ; on n'a pas été, dis-je,

____

(*) Directeur de la Corderie de Marine Militaire de Rotterdam, de Père en Fils, depuis plus de deux siècles ; dont les ancêtres ont gréé les flottes de Tromp et de Rhuyter ; nommé depuis peu Directeur général des Corderies du Gouvernement.

plutôt assuré d'une manière incontestable du fait , qu'on est venu me haranguer , et je vous assure en bien bon Français , sur toutes les espérances que faisait concevoir un tel établissement. Vous ne vous imagineriez pas que toute la partie des cultures au-delà du Rhin , entre Bode - grave et Amsterdam , est obligée de faire faire vingt lieues à aller et vingt lieues à revenir à ses Chanvres pour les rouir ; c'est-à-dire , de les envoyer plus loin encore que Roterdam où vous êtes , parce que leurs eaux et leurs terres y sont également contraires. D'une part les eaux donnent trop souvent des vers qui mangent toute l'enveloppe du chanvre , et par conséquent tout ce qui en fait l'essentiel ; d'une autre , la terre , qui est apparemment due jusqu'à une grande profondeur à des débris de forêts de Chênes , donne au Chanvre une couleur rouge qu'il n'est possible ensuite à aucun agent de lui faire perdre.

Vous vous figurez la joie de ces bons Cultivateurs , lorsqu'ils apprirent qu'en ne faisant que la moitié du chemin ils trouveraient à Bodegraven , par lequel nécessairement ils passent , un Rouissage franc de tous les inconvéniens qui les forcent à sortir de leur pays. Mais lorsque j'ai ajouté que notre Rouissage s'exécutait en deux heures de temps , et par toutes saisons , et que le Chanvre en sortait blanc ou habile à le devenir par une simple exposition de trois ou quatre jours sur le pré ; alors il en a été presque comme lorsque j'ai annoncé à l'ami Meyer qu'on pouvait rafraîchir l'eau par les rayons du soleil. Ces nouvelles assertions ont failli à brouiller les cartes ; et j'ai vu le moment où mes braves gens allaient lever le siége , pour mettre fin à la conversation. Heureusement , bien-heureusement, j'avais quelques filamens de notre Chanvre. Ils pu-

rent juger par eux-mêmes de toute sa force et de toute
sa blancheur. Ils convinrent unanimement, d'une part,
que c'était bien du Chanvre ; et de l'autre qu'il n'en avaient
jamais vu ni de si fort, ni de si élastique, ni de si blanc.
Sur cela l'ami Meyer, qui prétend que le bon Vin ne saurait nuire au Chanvre, fit venir cinq ou six bouteilles du
meilleur. On n'en but point jusqu'à s'étourdir, mais jusqu'à ce point que j'appelle une agréable excitabilité mise
en action ; et il en est véritablement résulté une des
aimables réunions, une des aimables fêtes, dont j'aie
jamais fait partie.

Mais si du rendez-vous de l'agréable excitabilité, nous
passons dans celui de la plus froide raison, pourrait-on
trouver en effet une circonstance dans laquelle la Physique
et la Chimie semblent avoir pris plus de plaisir à renverser
les opinions, pour améliorer les objets ? Je vous le demande
à vous-même ▬ Conservation totale de ce qui éprouvait
souvent une perte totale ▬ Exécution en deux heures de
ce qui ne s'exécutait trop souvent, et fort imparfaitement,
qu'en six semaines ▬ Augmentation de force d'un quart ou
au moins d'un cinquième de ce dont la force fait le premier mérite ▬ Addition ou création d'élasticité de ce dont
l'élasticité fait le second mérite aux yeux des uns, le premier mérite aux yeux des autres ▬ Conservation ou res-
titution du plus beau blanc sans sortir des mêmes lieux,
assez inutile sans doute à la partie des Chanvres qui doit fournir des cordes et des voiles, mais indispensable à celle qui
doit fournir tout le linge de corps et de table ▬ Chez des Hollandais surtout conservation des intérêts que mange jusqu'à
ce jour tant la longueur du Rouissage dans les eaux
communes que celle du Blanchissage dans les prairies ▬ Je

vous le demande , dis-je , à vous-même, mon cher Voshol, pouvions-nous rien apporter en ce pays de plus propre à faire oublier nos ravages ?

Et cependant tout considéré , je me trompe ; ouï , je me trompe. La santé , la boisson , les alimens sont encore au-dessus de tout cela ; et il faut que dans nos entr'actes vous me donniez encore un coup de collier sur ces articles. Je crois avoir mis le sceau à ce qui concernait l'amélioration de la boisson du soldat, par mes dernières discussions sur les bidons de Fer-blanc. L'ami Meyer , par une de ses dernières, m'a demandé au nom du Camp de Zeist, communication des pièces les plus essentielles sur cette matière. Il les a reçues il y a déjà nombre de jours. Elles seraient déjà aussi depuis nombre de jours au camp, s'il n'avait d'abord pris, pour un véritable Poisson d'Avril, l'adjonction du moyen de rafraîchir l'eau dans des vases poreux, ou recouverts de substances poreuses, par les rayons même du soleil. Enfin, tout cela chemine, et je crois les bidons de Fer-blanc anéantis maintenant par les bouteilles Clissées en Hollande comme en France. Mais vous qui êtes un fameux Latiniste, vous savez où il est dit de César *credens nihil egisse dum aliquid superesset agendum;* il faut donc, mon très-Cher, que vous vous disposiez à me prêter collet sur tout ce qui sera de la confection et de la dégustation d'une Limonade pour les Officiers, qui puisse plus sûrement, plus directement encore , les conduire à l'excitabilité, en leur conservant la santé.

Au moins ici nous avons plus de carrière. Quand il en coûterait autant, quand il en coûterait plus qu'avec l'emploi des Citrons, puisqu'il n'y a rien de plus rare et de plus difficile que de pouvoir se procurer des Citrons dans les

Armées ,

Armées, cherchons d'abord à en remplacer l'influence plus ou moins salutaire ; puis nous compterons, s'il y a lieu.

Ma première, ma véritable donnée, au reste pour cette seconde entreprise, part bien moins des Dispensaires, qui font mention d'une Limonade Minérale obtenue par de l'Acide Sulfurique et du Sucre, que de l'expérience fortuite qui eut lieu sur cette matière à la Municipalité de Crémone. On y regardait comme un résultat bien économique et bien précieux pour tout l'Arrondissement, de rentrer en possession de tout le Vinaigre qu'absorbaient les Armées, et de pouvoir y substituer l'Acide Sulfurique. J'y étais fêté, j'y étais choyé, comme l'enfant de la maison. Un beau jour donc que tout l'Etat-major de la Division était réuni à la Municipalité, on chercha à convaincre les plus récalcitrans par une petite attrape à laquelle je n'avais pas songé moi-même. On fit unir, dans une chambre voisine, ce qu'il convenait de très-bon Acide Sulphurique à une bonne quantité de Cassonade de Sucre jaune. On porta les soins jusqu'à bien faire rafraîchir ce mélange dans des baquets remplis de Glace. On nous servit le résultat au moment où l'on allait lever la séance. Tout le monde en but avec délices. J'en bus moi, bien moins encore par sensualité que par besoin, épuisé comme je l'étais, par deux heures de tension, de réplique, d'efforts moraux et physiques, pour défendre ce qui n'avait guères besoin de l'être. Au demeurant je me sentis si subitement, si puissamment, si agréablement restauré, que je crus bien moins avoir bu une certaine boisson, qu'être passé dans un autre Monde. Et cependant il y manquait, en entier, cette essence de Citron qui eût été si utile, et par son agréable odeur, et par sa légère amertume.

7

Quoi qu'il en soit, commencez, mon cher Ami, par m'acheter une bonne provision d'excellent Acide Sulfurique et une dite en juste proportion d'essence de Citron. Je sais que nulle part on ne prépare mieux ces objets qu'à Roterdam. Il nous sera bien facile de les faire venir par les barques, sans effraction et sans risques, à Bodegrave. Mais je médite encore un bien important essai. Ce serait l'union de l'Acide Sulfurique de l'essence de Citron et de l'Esprit de Genièvre ou Eau-de-vie de Grain. Tout ceci, bien entendu, ne serait disposé que pour les Officiers. Mais combien ce nouveau Punch serait économique et approprié a mille chances! Schiedam est la grande ville de fabrique du Genièvre pour toute la Hollande, et presqu'à la porte de Roterdam. Vous pouvez donc m'en aller chercher encore une provision passable en vous promenant. Je médite enfin, et je borne à ceci tous mes projets pour cette année; je médite, dis-je, d'utiliser cette immense quantité de Champignons de la qualité la plus exquise, que je vois couvrir en vain les prairies et les forêts de la Hollande. Quel temps plus propre à en faire connaître toute la bonté, toute l'utilité, tant aux Militaires qu'aux Nationaux? Faites-moi, je vous prie, un relevé et aussi un essai de tous ceux que vous trouverez sur votre chemin, entre Roterdam et Schiedam. Je ferai de mon côté un relevé de tous ceux que je trouverai entre Bodegrave et Roterdam sur la belle route qui mène de l'un à l'autre par Tergaw. Je suis sûr que d'ici à trois mois je nourrirais l'Armée au moins deux jours par semaine, avec ce qu'en fournissent les environs d'Utrecht et ceux de Zeist. J'ai des vues ultérieures sur l'emploi qu'on en pourrait faire dans les villes assiégées, puisqu'avec

des caves et du fumier on en peut obtenir journellement
une quantité sans cesse renaissante. Quant à présent un
peu de bon Beurre de Hollande et de notre Acide Sulfurique, y rempliraient les fonctions d'Huile et de Vinaigre.
Cela varierait un peu la monotonie des vivres du soldat,
et cela dispenserait deux ou trois fois par semaine de lui
fournir du pain. Mais c'est sur quoi nous raisonnerons plus
amplement, lorsque je vous verrai, soit ici, soit chez
vous ; car il serait bien possible que j'allasse vous sur-
prendre l'un de ces jours, n'étant séparé de Roterdam que
par six petites lieues du plus beau chemin du monde.
Je vous salue cordialement :   QUATREMÈRE-DISJONVAL.

Roterdam, le 17 Thermidor an 12.

VANDENVOSHOL, *à l'Adjudant Commandant
QUATREMÈRE - DISJONVAL, de présent à
Bodegrave.*

MON CHER COMMANDANT,

SALUT, honneur et gloire vous soient rendus sur toutes
vos bonnes nouvelles. Il faut donc que je me décide à
prendre la plume pour entretenir une correspondance avec
vous, malgré tous mes Germanismes, mes phrases qui,
dit-on, ne finissent point, et une pesanteur dans les idées
que le chagrin d'être sans aucunes nouvelles de votre part,
depuis plus de trois semaines n'a pu qu'augmenter beaucoup.
Je vais cependant essayer de me secouer un peu, puisque malgré toutes les contradictions de cette année, qui
n'est pas l'autre, vous avez réussi à vous procurer tout

le nécessaire pour réaliser votre Établissement de nouveau Rouissage , et que vous le formez décidément à Bodegrave.

Sitôt votre dernière lettre, j'ai été trouver le C. Gérard Vanderwallen , qui a bien reçu celle que vous lui avez adressée de Alphen. Il marie sa fille , et je me suis trouvé , sans m'y attendre , au milieu des accords entre le futur Epoux et la future Epouse Ce sont deux véritables enfans tous les deux. Je ne sais s'ils ont bien trente-six ans tout réuni à la dernière des rigueurs. La fête n'en était pas plus triste. Or , quoiqu'il y eût bien quarante personnes racontant chacune leur histoire , quoique la fumée d'au moins trente pipes servît de premier flambeau au futur Hyménée , le Père Vanderwallen , qui ne perd jamais de vue son Chanvre , a véritablement quitté toute la nôce pour venir me parler de vous et de votre Etablissement.

Ce qui vous surprendra d'abord un peu , ce n'est pas pour les Chanvres de la Hollande qu'il s'en réjouit si fort. Il dit que le Rouissage chaud de M. Bralle , donnant une très-grande élasticité au Chanvre , ce n'est pas ce qu'il faut communiquer à celui de l'intérieur de la Hollande qu'il destine généralement aux Haubans et aux Étais du Mât , lesquels ne sauraient être d'une fibre trop roide et trop éloignée de la qualité élastique. (*) Mais c'est

---

(*) Ceci tient à des théories toutes nouvelles et à des distinctions de la plus grande profondeur , qu'a établies le premier M. Gérard Vanderwallen entre les conditions voulues par les manœuvres courantes et celles exigées par les manœuvres dormantes. Il prétend que les manœuvres courantes , entre autres les cables , ne sauraient tre d'un nature trop élastique ; mais que les manœuvres dormantes entre autres les Haubans , les Etays ne sauraient être d'une nature trop roide et trop consistante.

pour les Lins qu'il ne saurait trop exalter le nouveau Rouissage à chaud ; et savez-vous combien il s'exporte de Lin en temps ordinaire par le port de Delft ? Rien moins , mon cher Commandant, que la charge d'un gros vaisseau marchand chaque semaine. Vous allez donc mériter des Autels , à ce qu'il dit , de tous les habitans depuis Dordrecht jusqu'à Roterdam , dont il n'y a pas un qui ne soit en langue du pays Vlaas-Cooper , c'est-à-dire , Marchand de Lin.

Mais dans tout cela vous ne faites guères que les affaires de M. Bralle, qui restera toujours l'inventeur. En un mot, vous renouvelez l'histoire de l'amélioration des laines de M. Daubenton , qui sans vous était perdue, et au soutien de laquelle vous avez employé le plus beau de votre fortune. Quant à vos nobles et généreux efforts pour sortir l'Acide Sulfurique des Teintures et des Pharmacies , pour faire de cet Acide un des premiers agens de la force de l'énergie de la santé , que comporte l'ordre social ; voilà un plan tout neuf, et sur lequel je ne vous déroberai rien , en vous disant quel important service l'Acide Sulfurique m'a aussi rendu. Mademoiselle T . . . . cette personne déjà d'un certain âge, dont vous savez que je suis l'unique soutien, était attaquée d'une dyssenterie , contre laquelle tous les médicamens avaient échoué. Elle était abandonnée des Médecins, elle en était à rendre des portions de la pellicule intérieure des entrailles , lorsque je m'avisai de

C'est à la suite de ces discussions que ce grand Constructeur m'a enfin expliqué le but qu'on se proposait dans l'Etuvage des cables avant de les descendre dan la cuve du Goudron , et qui est de les faire retirer d'un certain nombre de brasses sur eux-mêmes , ce qui les rend tout à la fois élastiques et infrangibles.

lui faire prendre de l'Acide Sulfurique. Mon cher Commandant, c'est qu'avec la rapidité de la foudre, la Malade a repris des forces, sa dyssenterie s'est arrêtée, elle a recommencé à prendre des alimens, et elle s'est toujours portée depuis comme vous la voyez. Ceci, encore une fois, ne revient pas directement à votre objet ; mais c'est un motif de plus pour moi de m'y livrer avec encore plus de zèle et d'intérêt.

Vous pouvez arriver, quand vous voudrez, à Roterdam, dans ma paisible retraite. Vous y trouverez l'Acide Sulfurique, la Cassonnade jaune, et l'essence de Citron, combinés en dose de plus en plus forte, pour consulter les effets Moraux et Physiques dans toute leur étendue. Corrocorbleu comme ce mélange, à la dose même la plus modérée, rafraîchit, excite et réveille ! Je ne m'étonne plus des beaux rêves que vous dites qu'il donne la nuit, de l'énergie, de l'audace, du jarret qu'il donne le jour. Je m'en étais passé raisonnablement par le gosier, avant d'aller à Schiedam, pour ce que vous savez bien. Je ne crois pas que les deux lieues m'aient paru un quart d'heure. Arrivé en cette ville, après avoir été au Stadhuis (la Municipalité), où j'ai montré votre lettre, et ai demandé quelle était la meilleure Génièvrerie de tout l'endroit, j'ai procédé sur le champ à faire votre nouveau Punch. Je m'étais muni d'un flacon d'Acide Sulfurique et d'un d'essence de Citron. Pour la Cassonnade jaune, vous savez qu'en Hollande c'est presque la seule espèce de sucre dont on use. Oh ! pour le coup, cher Général, c'est vraiment ceci qui passe la plaisanterie. Le Genièvre, ou l'Eau-de vie de Grain, échauffe déjà bien moins la bouche et le cerveau, que l'Eau-de-vie de Vin. Je le sais de longue date et par ma propre expérience.

Je n'ai point voulu prendre, à Schiedam, d'autre rafraîchissement que votre nouveau Punch. Mais dans quelle
autre Zone me suis-je trouvé aussitôt transplanté ! Si j'é-
tais venu au trot, je suis revenu au galop. De retour chez
moi, j'en ai fait goûter à tout mon monde, qui s'en est
merveilleusement trouvé. J'oubliais de vous dire que, pour
revenir ou en revenant de Schiedam à Roterdam, j'ai été
obligé de lâcher mes écluses au moins trois ou quatre fois.
Ceci est une indication bien précieuse encore. L'Acide Sulfurique et le Genièvre portant, chacun à qui mieux mieux,
aux urines, il y a encore un bien grand parti à tirer de ce
fait. J'ignore quelles sont toutes vos vues. Un jour, sans
doute, vous me ferez l'honneur de me les communiquer.
En attendant, et en vous attendant, je vais essayer jusqu'à
quelle quotité je puis absorber les gouttes bien rondes
d'Acide Sulfurique en douze heures de temps. Si en ce genre
l'Ami Meyer se vante de pouvoir avaler un Diable, je crois
que j'en avalerais bien deux. J'ai plus d'habitude des liqueurs fortes que lui. Mais l'heure de la dernière barque
me presse. A une autre lettre donc, ou à votre bonne et
joyeuse arrivée, pour ce qui concerne les Champignons.
A ce seul nom tout tremble ici et change même de couleur.
On vous accuse de hardiesse sur les Boissons Sulfuriques ;
je crains qu'on ne trouve plus que de l'audace dans l'é-
mission de ce nouveau projet. Mais je suis encore ici votre homme. Je viens de recueillir, définir et dessiner tous
les Champignons, que je sais être de bonne prise. Vous
aviez raison de dire que la quantité qu'en fournissent les
prairies est vraiment énorme. Sans doute la grande quantité
aussi d'urine et de fumier des Vaches, qui, en cette saison,
y passent le jour et la nuit, en est une des causes. Mais on

m'arrache la plume , faute de pouvoir souffler ma lumière ; et je confie enfin , à la barque , tous les souhaits ,
tous les vœux de votre bien respectueux et dévoué ,

VANDENVOSHOL.

P. S. A ce moment même on m'apporte l'extrait sur
Réné Descartes que vous me demandez depuis long-temps.
J'en bourre encore ce paquet. Mais prenez garde , avec
tous vos chefs-d'œuvres, d'effacer insensiblement ce Grand-
Homme dans l'esprit , et même dans le cœur, des bons
Hollandais , qui le regardent bien autant comme le leur
que comme le nôtre.

« Ce fut en 1629 , sur la fin de Mars , que Descartes
« partit pour aller s'établir en Hollande , et il avait alors
« trente-trois ans. Comme sa résolution aurait paru fort
« extraordinaire , il n'en avertit ni ses parens , ni ses
« amis. Il se contenta de leur écrire avant son départ.
« On ne manqua point de murmurer. Il n'y a que celui
« qui a pu concevoir un tel projet , qui soit capable de
« l'approuver. Mais son parti était pris. Il nous rend
« compte lui-même des motifs qui l'engagèrent à quitter
« la France. Le premier fut la raison du climat. Il crai-
« gnait que la chaleur , en exaltant un peu trop son
« imagination , ne lui ôtàt une partie du sang froid et du
« calme nécessaires pour les découvertes philosophiques.
« Le climat de la Hollande lui parut plus favorable à ses
« desseins. Mais son principal motif fut la passion qu'il
« avait pour la retraite , et le désir de vivre dans une so-
« litude profonde. En France , il eût été sans cesse dé-
« tourné de l'étude par ses parens ou ses amis. Il eût été
« distrait par ces prétendus devoirs qu'on s'est imposés
« pour remplir les vides du temps , et auxquels on ne

« devrait être assujetti que lorsqu'on ne peut mieux faire :
« au lieu qu'en Hollande il était sûr qu'on n'exigerait rien
« de lui. Il espérait vivre parfaitement inconnu , soli-
« taire au milieu d'un peuple actif qui s'occuperait de
« son commerce , tandis que lui s'occuperait à penser.
« Comme son grand but était la retraite , il prit toutes
« sortes de moyens pour n'être pas découvert. Il ne confia
« sa demeure qu'à un seul ami , chargé de sa correspon-
« dance. (*) Jamais il ne datait ses lettres du lieu où il
« demeurait, mais de quelque grande ville où il était sûr
« qu'on ne le trouverait pas. Pendant plus de vingt ans
« qu'il demeura en Hollande , il changea très-souvent de
« séjour , fuyant sa réputation par tout où elle le pour-
« suivait , et se dérobant aux importuns qui voulaient
« seulement l'avoir vu. Il habitait quelquefois dans les
« grandes villes ; mais il préférait ordinairement les vil-
« lages ou les bourgs , et le plus souvent les maisons soli-
« taires tout à fait isolées dans la campagne. Quelquefois
« il allait s'établir dans une petite maison au bord de la
« mer. On montre encore , en plusieurs endroits , les mai-
« sons qu'il a habitées, comme on voit à Sardam l'espèce
« de chaumière où logeait le Czar Pierre , dans le temps
« qu'il travaillait sur les chantiers de la Hollande. C'est
« ainsi que les hommes célèbres honorent tous les lieux où
« ils ont imprimé leurs pas   Le goût que Descartes avait
« pour la Hollande était si vif, qu'il cherchait à y attirer
« ceux de ses amis qui voulaient se retirer du monde.
« Voici le principal fragment d'une lettre qu'il écrivit à
« Balzac sur ce sujet. Après l'avoir félicité sur son dessein
« de quitter Paris, il lui ajoute : ««« Je ne puis plus main-

____

(*) Le fameux Père Mersenne , Minime de la Place Royale.

ꞏccc tenant vous donner un meilleur conseil que celui de
ccc venir à Amsterdam, et de vous y retirer préféra-
ccc blement à toutes les Chartreuses, ou aux lieux
ccc 'es plus agréables de France et d'Italie. Je préfère
ccc même son séjour à cette solitude charmante où vous
ccc étiez l'année dernière. Quelque agréable que soit une
ccc maison de campagne, on y manque de mille choses
ccc qu'on ne trouve que dans les villes. On n'y est pas non
ccc plus aussi seul qu'on le voudrait. Peut-être y trouverez-
ccc vous un ruisseau dont le murmure vous fera rêver dé-
ccc licieusement, ou un vallon solitaire dont la vue vous
ccc jettera dans l'enchantement ; mais aussi vous aurez à
ccc vous défendre d'une quantité de petits voisins qui vous
ccc assiégeront sans cesse. Ici, comme tout le monde,
ccc excepté moi, est occupé du commerce, il ne tient qu'à
ccc moi de vivre inconnu à tout le monde. Je me promène
ccc tous les jours à travers un peuple immense, pres-
ccc qu'aussi tranquillement que vous pouvez le faire dans
ccc vos allées. Les hommes que je rencontre me font la
ccc même impression que si je voyais les arbres de vos
ccc forêts, ou les troupeaux de vos campagnes. Le bruit
ccc même de tous ces commerçans ne me distrait pas plus
ccc que si j'entendais le bruit d'un ruisseau. Si je m'a-
ccc muse quelquefois à considérer leurs mouvemens, j'é-
ccc prouve le même plaisir que vous à considérer ceux
ccc qui cultivent vos terres : car je vois que le but de
ccc tous ces travaux est d'embellir le lieu que j'habite,
ccc et de prévenir tous mes besoins. Si vous avez du plaisir
ccc à voir les fruits croître dans vos vergers, et vous pro-
ccc mettre l'abondance, pensez-vous que j'en aye moins à
ccc voir tous les vaisseaux qui abordent sur mes côtes,

«« m'apporter les productions de l'Europe et des Indes ?
««« Dans quel lieu de l'Univers trouverez-vous plus aisé-
««« ment qu'ici, tout ce qui peut ou intéresser la vanité,
««« ou flatter le goût ? Y a-t-il un pays dans le monde où
««« l'on soit plus libre, où le sommeil soit plus tranquille,
««« où il y ait moins de dangers à craindre, où les Lois
««« veillent mieux sur le crime, où les empoisonnemens,
««« les trahisons, les calomnies soient moins connus, où
««« il reste enfin plus de traces de l'heureuse et tranquille
««« innocence de nos pères ? Je ne sais pourquoi vous êtes
««« si amoureux de votre ciel d'Italie. La peste se mêle
««« avec l'air qu'on y respire ; la chaleur du jour y est in-
««« supportable ; les fraîcheurs du soir y sont mal-saines ;
««« l'ombre des nuits y couvre des larcins et des meurtres.
««« Que si vous craignez les hivers du Nord, comment à
««« Rome, même avec des bosquets, des fontaines et des
««« grottes, vous garantirez-vous aussi bien de la chaleur,
««« que vous pourrez ici, avec un bon poêle ou une che-
««« minée, vous garantir du froid ? Je vous attends avec
««« une petite provision d'idées philosophiques, qui vous
««« feront peut-être quelque plaisir ; et soit que vous ve-
««« niez ou que vous ne veniez pas, je n'en serai pas moins
««« votre tendre et fidelle ami, RENÉ DESCARTES. »»» *

(*) Fallait-il encore séparer de la correspondance de deux
Physiciens, également transportés d'amour, ou plutôt d'en-
thousiasme, pour le nom, la personne, les chefs-d'œuvres
de René Descartes, cette lettre ou ce passage d'une
lettre, dont un bien bon Juge a dit : « Cette lettre nous fait d'a-
« bord voir le goût de Descartes pour la Hollande, et la manière
« dont il y vivait. Elle nous montre ensuite son imagination et
« le tour agréable qu'il savait donner à ses idées. On a accusé

~~~~~~~~~~~~~~~~

Au Quartier-Général à Paris, le 10 Vendémiaire an 13.

L'Adjudant Commandant QUATREMÈRE-DISJONVAL, ci-devant Employé aux Armées d'Italie et de S.-Domingue,

A Son Excellence le Maréchal BERTHIER, *Ministre,
ayant le Département de la Guerre,*

MONSEIGNEUR,

IL est très-vrai. Si c'est un Moine qui nous a donné la Poudre à Canon, c'est un Curé qui vient de nous donner le Rouissage du Chanvre et du Lin le plus propre aux armemens, tant de Commerce que de Guerre. Les obstacles qui ont nui à mon dernier départ pour Saint-Domingue, sont précisément ce qui m'a fait découvrir cet aimable et respectable Ecclésiastique, que les vues les plus dignes de son état ont conduit à rendre un si grand service au nôtre. Il cherchait depuis long-temps à diminuer les mortels inconvéniens du Rouissage actuel, pour les Villes et les Campagnes. Il s'étudiait surtout à préserver le sexe tendre qui nous donne des Epouses et des Mères, de ces miasmes, de ces réfroidissemens, de ces fièvres, que le Rouissage

----

« la Géométrie de dessécher l'esprit ; je ne sais s'il y a rien dans
« tout Balzac où il y ait autant d'esprit et d'agréement. L'ima-
« gination brillante de Descartes se décèle par tout dans ses ou-
« vrages ; et s'il n'avait voulu être ni Géomètre, ni Philosophe,
« il n'auroit encore tenu qu'à lui d'être le plus bel esprit de
« son temps. » Mais fallait-il surtout supprimer cet éloge si brillant et si pompeux de la grande Cité d'Amsterdam, que l'immortel Camper appelle la Capitale du Monde, lorsque Sa Majesté le Roi Louis vient d'en faire la Capitale de son Royaume?
~~~~~~~~~~~~~~~~

actuel répand sur les rives de la Somme, et de toutes les rivières près lesquelles on cultive des Chanvres. Je n'ai pas tardé à reconnaître et à lui prouver, qu'en cherchant à conserver ses semblables, il améliorait singulièrement la plante qui, avec la Poudre, est ce qui influence le plus la guerre. Ce n'est pas à Votre Excellence, Monseigneur, qu'il faut rappeler l'immense emploi des cordes à trait, des prolonges, et même de très-gros cordages pour la manœuvre des Pièces, et toutes les évolutions de l'Arme du Génie. Mais c'est bien plus encore pour tout ce qui concernait la Marine, et allait concerner le gréement d'une Flottille, que j'ai cherché à présenter M. l'Abbé Bralle à Leurs Majestés réunies dans la Ville d'Amiens sa Patrie. J'ai eu ce bonheur le 6 Thermidor de l'année dernière. J'ai eu l'avantage de soumettre à Leurs Majestés, dans une pièce attenante, mon nouveau Rouet à Cordier, qui en est un, Monseigneur, à filer à cheval, et à obtenir depuis le fil à coudre jusqu'au fil à cable, par un Méchanisme dans lequel l'individu, si jeune ou si âgé qu'on veuille le choisir, est à cheval comme nos Chasseurs, comme nos Hussards, et travaille pour la Marine, ou en se formant aux lois de l'Equitation, ou en se les rappelant.

Mais c'est surtout de la suppression du méphitisme causé par le Rouissage du Chanvre et du Lin, que je dois occuper Votre Excellence, Monseigneur, dans un moment où trente Régimens de Dragons bordent les eaux de la Somme, et de toutes les rivières y affluentes. Ce ne sont pas seulement les hommes qui périssent chaque année en ces lieux, et à la même époque, par les effets terribles du méphitisme des Chanvres et des Lins qu'on y rouit. Ce sont également les Chevaux, les Bœufs, après que la perte du Poisson a de plus en plus parachevé l'infection des eaux courantes ou stagnantes.

Monseigneur, on a osé me transformer en vil espion, m'accuser au moins de vivre comme le Juif errant, parce que toute la dernière Campagne, au lieu de demander à être attaché, comme dans les trois précédentes, à l'une des divisions de l'Armée Intérieure ou sur les Côtes, je n'ai cessé de visiter toutes les Divisions, voyageant à mes frais, et allant presque continuellement de France en Hollande, ou de Hollande en France.

Mais c'est d'abord ainsi, Monseigneur, que fit la guerre et que voyagea, dans les mêmes parages, ce Militaire illustre, qui devait être le Père de la Philosophie. Prenons que je n'en doive être que le Restaurateur. Toujours convenait-il que je finisse par tâcher, comme René Descartes, de parcourir le plus de points qu'il me serait possible de ce Théâtre, sans lequel on ne connaît jamais l'ensemble des vices et des vertus des hommes. « On se « doute bien » dit l'Auteur de son Eloge » que l'ambition « de Descartes n'était point de devenir un grand Capitaine. « Avide de connaître, il voulait étudier les hommes dans » tous les états ; et malheureusement la guerre est devenue « un des plus grands spectacles de l'humanité. » Ah, Monseigneur ! ce qui achève de rendre ce passage trop vrai, c'est que nulle part l'humanité ne souffre et ne répand autant de maux. Ces immenses rassemblemens, je l'ai presque dit, ces énormes cumulations et d'hommes et de chevaux, qui ne sont pas ce que revendiquent les seuls travaux de l'exploitation des Arts et de la Culture ; ces masses serrées d'hommes et d'animaux, sur si peu de terrain, deviennent la base de nouvelles observations, et de nouveaux calculs pour le Philosophe qui ne s'associe à la destruction de ses semblables que pour les mieux servir. Sainte Humanité ! tu ne cessas donc jamais moins d'être présente à mon esprit et à mon cœur, que lorsque les uns m'accusèrent de céder à l'inconstance d'un esprit inquiet, et lorsque d'autres commencèrent à bâtir, dans toute la bénignité de leur jalouse haine, l'absurde roman que je servais peut-être d'autres intérêts que ceux de la France et de la Hollande.

Monseigneur, ce qu'il importait singulièrement de bien déterminer, au moins pour le salut des Armées qui reviendraient plus tard occuper ces stations, ce sont les causes de maladies et de morts qu'à partir des rives de la Somme, de la Lys et de la Censé, répand, dans les trois mois de l'année, par eux-mêmes les plus pestilentiels, le Rouissage des Chanvres et des Lins. L'air et l'eau en sont également métamorphosés en principes de maladies et de putridité, ainsi que me l'ont attesté les registres de la ville de Bouchain, pendant l'été de 1804 ou de l'an 12. Plus de trois cents personnes sont mortes, dans cette seule ville, des effets de l'infection répandue par le Rouissage. Les chevaux et les bœufs qui ont dû boire les eaux de la Censé, dans laquelle se sont dégorgés tous les canaux, toutes les fosses à rouir le Lin, sont morts d'une maladie en rapport avec celle qui moissonnait les habitans des villes. C'est dans le même temps qu'il a fallu établir quatre hôpitaux dans la seule ville de Bruges, pour toute la partie de l'Armée des côtes qui était sous l'influence de l'air, sous l'affusion des eaux de la Lys et de la Censé. Or je suis bien mal fondé, sans doute, à prétendre que le Rouissage de l'immense quantité de Chanvre et de Lin, qui est la principale richesse de ces

Pays , a pu être aussi la principale , la fondamentale cause de tant de calamités !

Mais si le nouveau Rouissage de M. l'Abbé Bralle a évidemment le mérite de prévenir les maladies qui résultent de l'immersion jusqu'à la moitié du corps du sexe le plus délicat dans des eaux plus ou moins froides , plus ou moins infectes ; s'il prévient également cette corruption générale de l'air et de l'eau qui résulte de l'écoulement des eaux altérées par le long séjour d'une plante qui s'y est plus qu'à moitié détruite ; s'il m'est permis , Monseigneur , de rappeler à Votre Excellence ce que fournit à l'appui la nouvelle Boisson Militaire , ce qu'y ajoutent les nouvelles bouteilles Clissées , dont il paraît qu'un long ajournement n'a fait que mieux constater tous les avantages ; je viens de m'occuper plus sérieusement que jamais en Hollande , d'un nouvel emploi d'une nouvelle application du même Acide Sulfurique , dont Votre Excellence ne saurait être trop promptement instruite.

Oui, si au lieu de ne viser qu'à remplacer le Vinaigre, on s'élève jusqu'à vouloir remplacer le Citron dans la Limonade et le Punch , on y peut également arriver avec notre Acide Sulfurique et une addition d'essence de Citron, en si petite quantité , que la dépense n'est pas augmentée sensiblement. Mais cette nouvelle Boisson a des avantages préservatifs et Militaires sur lesquels je ne cesserai dorénavant d'insister. La nouvelle Boisson qui en résulte pour l'Officier est peut-être le plus puissant anti-fiévreux qu'il puisse prendre. Or , il est bien reconnu, Monseigneur , qu'on peut devenir Infébrile après avoir été guéri de la Fièvre. C'est une des plus constantes et des plus belles découvertes de l'immortel Camper. Il était parvenu à se rendre

Infébrile

Infébrile ; il était parvenu à rendre tels sa Femme, ses Enfans, ses Domestiques, un très-grand nombre de ses Élèves, plusieurs Généraux Hollandais encore existans. (*) Mais guérir la Fièvre de manière qu'elle ne reprenne jamais, sera toujours un moindre service que de faire en sorte que la Fièvre ne prenne jamais. Ce que Pierre Camper faisait *a posteriori*, moi, Monseigneur, je le fais *a priori*, au moyen de cette Boisson que Votre Excellence a Elle-même dotée du nom de Prophylactique, c'est-à-dire, Préservative, dans la lettre qu'Elle ma écrite le 3 Pluviôse an 10. En donnant au Soldat l'Acide Sulfurique Tartarisé à doses toujours progressives, pendant les quatre mois de chaleurs, on réussira d'abord à faire que les Fiévres provenant de la nature de l'air ou de la nature de l'eau ne l'envahissent jamais. Et en facilitant à l'Officier les moyens de se procurer de la Limonade composée d'Acide Sulfurique, de Sucre, d'essence de Citron, il sera également possible de le rendre Infébrile *a priori* ; de le porter enfin à cette incompatibilité avec le principe Fiévreux, dont Camper délivrait bien pour le reste de la vie, mais ne préservait pas.

Il est vrai, Monseigneur, que pour terrasser plus complétement l'Hydre de la Fièvre, j'aurais besoin de trouver par tout, comme en Hollande, de l'Esprit de Genièvre ou de l'Eau-de-vie de Grain, cette substance spiritueuse si préférable de tous points à l'Eau-de-vie de Vin. L'u-

---

(*) C'était à une dose prodigieuse de Quinquina bien choisi, et préparé d'une certaine manière, que Pierre Camper devait habituellement ce triomphe. M. Adrien-Gilles Camper son Fils, qui a subi la cure, et qui est dans la force de l'âge, donnera tous les éclaircissemens qu'on pourra désirer.

(114)

nion de l'Acide Sulfurique à l'Esprit ou à l'Eau de Genièvre
est une de ces Amalgames Chimiques et Médicales , dont
on ne pourra jamais exalter assez les effets quant au but
qui nous occupe. C'est ce mélange que j'ai vu couper des
Fièvres commençantes en deux heures de temps , par des
raisons et des analogies que je ne déduirai point ici ;
mais que l'action puissante et simultanée de ces deux
substances , sur le renouvellement des urines , pourra commencer à faire sentir. Heureux effets , ou du moins puissante et douce consolation des maux de la Guerre ! puisque
sans elle probablement on eût ignoré long-temps et le
Rouissage préservatif, et les Boissons préservatives ; en un
mot, ces moyens d'étouffer l'Hydre à sa naissance, au lieu
d'avoir à la combattre, comme on l'a fait jusqu'à présent ,
lorsqu'elle est devenue assez furieuse pour ajouter encore
les horreurs de la Fièvre Jaune à tous ses ravages.

Mais je quitte la partie curative des Armées, qui heureusement n'embrasse jamais leur ensemble , pour passer
à de nouvelles applications de l'Acide Sulfurique, qui lui
en soumettent, ou lui en soumettront bientôt la totalité.
Monseigneur , il y a une région au-dedans de nous que
fort peu d'individus connaissent, si même il y a eu jusqu'à
présent un seul individu qui l'ait connue parfaitement. Cette
région est l'Excitabilité. Descartes ne parut la soupçonner
que pour la craindre. On le voit généralement en garde contre tout ce qui pouvait le tirer, quant au Moral, d'un
équilibre parfait. Climat, liqueurs , alimens, mouvement,
tout était pour lui l'objet d'une extrême méfiance, lorsqu'il
voulait se livrer au travail. Il semblait ne vouloir méditer
que son ame étant réduite, si j'ose dire, à sa plus simple
expression. Mais s'il put avoir raison d'en user ainsi dans

la recherche de la vérité, celui qui mène des hommes au combat ne doit pas s'astreindre à des lois si sévères. Je pourrais dire qu'on s'est élancé vers l'autre extrême, lorsqu'on a pris le parti de donner à l'Homme de Guerre, même en très-grande quantité, la liqueur spiritueuse la plus énergique, l'Eau-de-vie de Vin. Or combien d'accidens ne voit-on pas se manifester à la suite d'un usage vraiment immodéré, soit par la quantité, soit par la fréquence de cet excitant, ou plutôt de ce poison terrible. Déjà plusieurs des Médecins les plus célèbres de l'Italie, qui ont suivi nos Armées, en ont fait des expositions aussi énergiques que vraies. L'Eau-de-vie de Vin, qu'il ne faut pas confondre avec l'Eau-de-vie de Grain, tue peut-être par campagne encore plus d'individus que le fer et le feu. Il faudrait connaître l'atonie progressive, l'appauvrissement physique et moral, la disposition au plus incurable des maux la Phtisie, dans lesquels on tombe par l'usage répété, ou plutôt continu, de ce breuvage que l'art n'a que trop réussi à porter si loin de la nature. Quant à l'Acide Sulfurique il est un excitant aussi, et des plus prompts, et des plus énergiques, et des plus actifs ; mais il agit en raison de tous points inverse de l'Eau-de-vie de Vin. Si l'Eau-de-vie augmente ou donne la soif, l'Acide Sulfurique la prévient ou la guérit. Si l'Eau-de-vie échauffe, l'Acide Sulfurique raffraîchit. Si l'Eau-de-vie porte au cerveau, l'Acide Sulfurique porte aux urines ; et telles sont sans doute les causes des excellens effets qu'il a toujours produits depuis qu'on l'emploie ou plutôt qu'on l'essaie.

Mais s'il convenait, mais s'il convient encore de ne le donner qu'avec modération lorsqu'on ne l'unit qu'à la

Crême de Tartre ou au Tartrite Acidule de Potasse , on en peut augmenter infiniment la dose lorsqu'on l'unit à la Cassonnade de Sucre brut. J'en ai supporté jusqu'à vingt-huit gouttes par litre ou pinte d'eau dans ce mélange. M. Vandenvoshol, qui m'aidait et à Utrecht et au Camp de Zeist, dans tout ce qui pouvait perfectionner ce même mélange , en supporte quarante gouttes par pinte. Mais pour ne parler que de ce qui en résulte sur mon Excitabilité , je déclare qu'une pinte de Boisson à la Cassonnade de Sucre, à l'essence de Citron et à vingt-huit gouttes d'Acide Sulfurique suffit , pour me faire passer de la plus entière prostration de forces à une suppression totale de la sueur sans répercussion , à l'usage le plus complet de la parole et de tout ce que comporte le commandement , à la plus grande présence d'esprit, même à l'énergie et à cette propriété si précieuse pour un Chef , de s'animer lui-même jusqu'au point de pouvoir animer les autres.

Depuis que les Batailles se perpétuent pendant plusieurs jours et plusieurs nuits , il peut y avoir un bien grand avantage à varier les moyens de mettre l'Excitabilité en jeu , sans en venir jamais à la destruction du ressort. C'est immédiatement après l'emploi de la Limonade Sulfurique que j'ai appris à faire distribuer l'Eau-de-vie de Grain ou le Punch Sulfurique. J'ai déjà donné à connaître tout ce que ces deux Substances ont de singulièrement analogue, et comme les rendant infiniment propres à être employées ensemble. Si l'Eau-de-vie de Grain ne désaltère pas, il est constant qu'elle altère bien moins que l'Eau-de-vie de Vin. Si la première ne rafraîchit pas , il est reconnu qu'elle échauffe bien moins que la seconde. Si la première ne passe et ne se restitue pas en entier, du moins ne reste-t-

elle pas en entier , comme on le prétend de la seconde
avec beaucoup trop d'apparence et de raison. Si la première provoque indubitablement les urines et sert même
comme de véhicule aux autres boisons , il est bien connu
que la seconde contracte tout et porte au cerveau la
plus violente comme la plus dangereuse de toutes les
ivresses.

Je laisse à part ce qui résulterait de ces considérations
ou de ces rapprochemens pour la partie curative des Fièvres Adynamiques, qui sont surtout celles de l'Homme
de Guerre , et même pour l'expulsion de la Fièvre Jaune.
On a déjà retiré de bons effets de l'Acide Sulfurique contre
celle-ci ; mais qu'on y ajoute encore comme Fortifiant et
comme Diurétique l'Eau-de-vie de Grain ou le Genièvre , et bientôt l'Invincible NAPOLÉON , comme un
autre Hercule , sera encore armé de la massue vraiment
propre à exterminer le plus cruel de tous les monstres
vomis par l'Enfer pour la destruction des Hommes. Je
reviens à ne considérer que l'Excitabilité de l'Homme de
Guerre , et ce qui peut d'un moment à l'autre doubler
le nombre des Soldats , en doublant d'abord, si ce n'est
même en triplant , le nombre des Officiers.

Non , Monseigneur , un Officier restauré par une verrée
de Punch Sulfurique (je n'ai plus besoin ici ni du Litre
ni de la Pinte) non , l'Officier restauré par cet excitant
aussi agréable au goût , aussi frais à la bouche , qu'analogue à la communication du Physique avec le Moral ,
non , cet Officier n'est plus le même. Il sera encore si
vous le voulez couvert de sang et de poussière , il sera
grièvement blessé en quelque partie du corps, il serait
hors de combat pour toute autre époque , pour tout autre

temps des études relatives à ce qui peut relever le Moral par le Physique. Mais il est rendu à Votre Excellence, Monseigneur, il est rendu à Sa Majesté Impériale et Royale, il est rendu à ses Soldats , ils sont tous rendus à la Victoire ; parce que la véritable Philosophie a porté aussi son regard infaillible sur ce qui se passe dans les rangs , et a tiré des nouvelles Découvertes en si grand nombre ce qui pouvait centupler les bras des Combattans , comme on en a déjà fait jaillir ce qui pouvait centupler les ailes de la Renommée (le Télégraphe.)

Je n'ajouterai pas à cette lettre , déjà trop longue , ce que de dernières observations sur la nature de la Poudre à Canon me permettent de prononcer , quant au moyen d'en employer notablement moins. Je quitte difficilement les Hommes, Monseigneur, pour en revenir aux Pièces. Descartes fut très-utile , sans doute , à cette Digue fameuse , sans laquelle Louis XIII et Richelieu ne fussent jamais parvenus à foudroyer la Rochelle. Mais c'est dans son Traité de l'Homme , que j'ai surtout puisé ce qui me permet de les multiplier , encore bien plus par l'Anatomie que par la Méchanique. « Tout le monde » dit M. Thomas « connaît Descartes comme Métaphysicien, comme Géomètre et comme Physicien ; mais peu de gens savent qu'il fut encore un très-grand Anatomiste. Comme le but général de ses travaux était l'utilité des Hommes, au lieu de cette Philosophie vaine et spéculative qui , jusqu'alors , avait régné dans les Ecoles , il voulait une Philosophie-pratique , où chaque connaissance se réalisât par un effet, et qui se rapportât toute entière au bonheur du Genre Humain. Les deux branches de cette Philosophie devaient être la Méchanique et la Médecine. Par

« l'une il voulait faciliter les travaux de l'Homme,
« multiplier ses forces, et le mettre en état d'embellir
« son séjour ; par l'autre il voulait affermir sa santé,
« diminuer ses maux, étendre son existence, et peut-être
« affaiblir l'impression de la vieillesse. (*) Descartes était
« surtout épouvanté du passage rapide et presqu'instan-
« tané de l'Homme sur l'Univers. O Nature, tu as fait
« des êtres muets et inanimés, qui subsistent pendant
« plusieurs siècles de suite, ou qui subsisteront même
« pendant tout le cours d'une révolution du monde ; &
« l'être intelligent qui seul te comprend et te connaît,
« meurt presqu'à l'instant de sa naissance ! Il paraît et
« s'éclipse ; être mortel, témoin de la vieillesse immor-
« telle des astres qui l'éclairent aujourd'hui, et qui demain
« luiront sur sa tombe. Descartes crut qu'il ne serait peut-
« être pas impossible de prolonger l'existence de l'homme.

(*) Ne peut-on pas regarder comme une bien belle conséquence
de ces principes un procédé, comme celui par lequel l'Abbé Bralle
retire du gouffre d'eaux infectes les individus, qui y perdaient ou
en perdoient la vie chaque année, en si grand nombre ? Mais il
est encore un autre effet de ses Cuves, non moins cher à tous les
êtres sensibles. De quelque manière qu'on s'y prenne pour rouir,
soit que ce soit dans des rivières, soit que ce soit dans des canaux,
soit que ce soit dans des marres ou des fossés ; dès là que l'opération a lieu en plein air, c'est tout ce qu'il faut pour qu'il
s'attache inévitablement au Chanvre ou au Lin cette poussière
horrible qui devient, par sa nature glutineuse, et son adhé-
rence aux poumons, une des causes de maladies et de morts les
plus désespérantes pour la Médecine. Mais du moment où on fait
rouir le Chanvre ou le Lin dans des vaisseaux clos, ainsi que
l'a prescrit le premier M. Bralle, toute la poussière et toutes les
Phtisies épouvantables que celle-ci procure, sont pour jamais
prévenues.

« Si c'est un songe, c'est du moins un beau songe ; et il
« est doux de s'en occuper. Il y a même un air de gran-
« deur dans cette idée ; et les moyens que Descartes pro-
« posa pour l'exécution de ce projet, n'étaient pas moins
« grands : c'était de saisir et d'embrasser tous les rapports
« qu'il y a entre tous les élémens, l'eau, l'air, le feu et
« l'homme ; entre toutes les productions de la terre, et
« l'homme; entre toutes les influences du soleil et des as-
« tres, et l'homme ; entre l'homme enfin, et tous les
« points de l'Univers les plus rapprochés de lui : idée
« vaste et sublime, et qui, comme toutes les autres idées
« de ce grand Génie, accuse la foiblesse de l'esprit humain,
« et ne paraît toucher à des erreurs que, parce que pour
« la réaliser, ou peut-être même pour la bien concevoir,
« il faudrait une intelligence supérieure à la nôtre. On voit
« par là dans quelle vue il étudiait la Physique ; on peut
« aussi juger de quelle manière il pensait sur la Médecine
« actuelle. En rendant justice aux travaux d'une infinité
« d'hommes célèbres qui se sont appliqués à cet art utile
« et dangereux, il pensait que ce qu'on savait jusqu'à pré-
« sent n'était presque rien en comparaison de ce qui res-
« tait à savoir. Il voulait donc que la Médecine, c'est-à-
« dire, la Physique appliquée au corps humain, fût la
« grande étude de tous les Philosophes. Qu'ils se liguent
« tous ensemble, disait-il, dans un de ses ouvrages ; que
« les uns commencent où les autres ont fini. En joignant
« ainsi la vie de plusieurs hommes et les travaux de plu-
« sieurs siècles, on formera un vaste dépôt de connais-
« sances, et l'on assujettira enfin la Nature à l'Homme. (*)
« Mais le premier pas était de bien connaître la structure

(*) Ne peut-on pas regarder enfin, comme un autre résultat des
plus conformes au but des études Anatomiques de notre Militaire

« du corps humain. Il commença donc l'exécution de son
« plan par l'étude de l'Anatomie. Il y employa tout
« l'hiver de 1629 : il continua cette étude pendant plus
« de douze ans, observant tout et expliquant tout
« par les causes naturelles. Il ne lisait presque point,
« comme on l'a déjà dit plus d'une fois. C'était dans les
« corps qu'il étudiait les corps. Il joignit à cette étude
« celle de la Chimie, laissant toujours les livres et re-
« gardant la Nature. C'est d'après ces travaux qu'il com-
« posa son TRAITÉ DE L'HOMME. Dès qu'il parut,
« on le mit au nombre de ses plus beaux Ouvrages.
« Il n'y en a peut-être même aucun dont la marche soit
« aussi hardie et aussi neuve. La manière dont il y ex-
« plique tout le mécanisme et tout le jeu des ressorts,
« dût étonner le siècle des qualités occultes et des formes
« substantielles. Avant lui, on n'avait point osé assigner
« les actions qui dépendent de l'ame, et celles qui ne sont
« que le résultat des mouvemens de la machine. Il sem-
« ble qu'il ait voulu poser les bornes entre les deux
« Empires. »

Tel est aussi un de mes souhaits les plus ardens,
Monseigneur. La conservation de tous les Hommes, celle
surtout des Hommes de Guerre y gagnerait singulièrement ; et c'est dans ce doux espoir que je reste avec un
profond respect,

De Votre Excellence, Monseigneur,

Le très-humble et très-obéissant serviteur,

QUATREMÈRE - DISJONVAL.

Philosophe, celui de rendre parfaitement Infébriles *a priori* tous
les Agriculteurs et tous les Militaires, par l'introduction hardie,
je l'avoue, dans leurs Boissons et même dans leurs Alimens
journaliers, d'un Acide que du temps de Descartes on n'osait pas
même employer à la plus petite dose parmi les moyens Curatifs ?

EXTRAIT

De divers Journaux, Mois de Juin et Juillet 1807.

Journal de Paris, Lundi 15 Juin.

M. Quatremère-Disjonval fit, en l'an 8, à l'armée d'Italie, des expériences qui lui prouvèrent que l'eau acidulée par l'Acide Sulfurique était tout à la fois plus agréable, plus économique, et surtout plus saine pour le soldat en campagne, que celle qu'on avait coutume d'employer au même usage, c'est-à-dire, qui était acidulée par le Vinaigre. Ces expériences ont été soumises à l'inspection du Général Miollis, du Commissaire des Guerres Siauve, de l'Ecole de Médecine de Paris, et d'une Commission particulière composée de savans Médecins de France et d'Italie. Il résulte de leurs différens rapports que la boisson acidulée, suivant la méthode de M. Disjonval, a sur l'ancienne l'avantage d'augmenter l'appétit, ce qui est important dans les pays chauds, de diminuer la transpiration, de laisser long-temps une saveur dans la bouche, et ce qui est plus important que tout le reste, de garantir le soldat de toutes les maladies auxquelles il est exposé dans les pays chauds et humides. ━ Tant d'avantages méritent la peine d'être pris en considération. Aussi, on nous assure que Son Excellence le Ministre de la Guerre a non seulement ordonné qu'on recommençât ces utiles expériences, mais se propose, si le résultat répond à l'attente que les premières en ont fait concevoir, de substituer cette boisson à celle qu'on emploie dans nos armées pour rafraîchir et désaltérer les soldats.

Du Jeudi 18 Juin.

Aux Rédacteurs du Journal de Paris.

Messieurs, il est très-naturel que tout le monde, au seul nom d'Acide Sulfurique, ait pris feu. Ce sont d'ailleurs des Hussards du 10.me régiment qui se sont mis à la tête du renouvellement de la discussion ; qui peut résister à cette arme et à ce corps-là? Mais ce dont vous n'avez encore pu parler, parce que c'est un fait tout nouveau en chimie comme en cuisine, c'est que M. Quatremère-Disjonval ne se contente plus de faire boire l'Acide Sulfurique, et qu'il en est venu à le faire manger. Oui, Messieurs, des Cotelettes à l'Acide Sulfurique sont tout ce qui eft le plus digne de s'élever, même à la hauteur du Rocher de Cancale. Des Pigeons à la crapaudine, des Anguilles à la tartare, pour lesquels ou dans lesquels l'Acide Sulfurique remplace le Vinaigre, le Verjus, même le Citron, prouveront, avant qu'il soit peu, aux joyeux époux de la bonne chère, qu'ils ne pourraient, sans lui faire une grande infidélité, manquer à prendre connaissance du nouveau *condiment*. Pardonnez, Messieurs, si ce terme eft un peu nouveau. Mais parler de découvertes aussi imprévues, en termes usités, serait un véritable anachronisme.

Encore un peu de temps donc, et l'on verra que, grâces à l'inépuisable imagination de M Quatremère le Mécanicien et le Naturaliste, il n'est plus de morte saison pour la table. En un mot, si les chaleurs commençaient à produire un peu de désertion chez M. Baleine, il ne lui faudra qu'employer chaque jour quelques centimes en Acide Sulfurique, pour voir revenir par bataillon ses Conscrits.

Je traiterai , dans une suite de lettres , tout ce qui concerne l'Acide Sulfurique bu où mangé. Ma correspondance ne pouvait, ce me semble, vous arriver plus à propos. Voilà que nous tenons les chaleurs , ou que les chaleurs nous tiennent ; mais qu'importe ? M. Quatremère , né pour vaincre , va nous apprendre a en triompher.

Votre très-humble serviteur , Des Ur. . . . . .

Du Vendredi 19 Juin.

Aux Rédacteurs du Journal de Paris.

Messieurs , plus on pense à la nouvelle application que M. Quatremère-Disjonval vient de faire de l'Acide Sulfurique, plus elle présente des résultats miraculeux. Il fait naître le plus salutaire antidote de la soif , des matières inflammables qui alimentent les volcans. Chaque masse de soufre devient sous sa baguette le rocher d'Horeb. C'est rendre un service inappréciable à nos Braves , pour qui une boisson rafraîchissante & en même temps propre à ranimer l'appétit, devient si nécessaire dans des contrées où les chaleurs de l'été ne sont pas moins excessives que les rigueurs de l'hiver. C'est mériter les toasts de nos modernes Gastronomes, qui trouveront dans cette *limonade de santé* le prélude le mieux approprié aux repas d'un grand caractère. C'est ajouter enfin des aîles à l'imagination des Poëtes et des Savans. Oui , Messieurs , la fraîcheur que laisse dans la bouche ce breuvage bienfaisant, image de celle qui embellit l'imagination des Poëtes , est ordinairement accompagnée d'une insomnie délicieuse , bien différente de celle que produit le Café. Si l'agitation du sang , si l'activité pénible et laborieuse imprimée à toute notre machine , pea-

vent influer désavantageusement sur la nature des idées,
tous ces effets trop connus du Café sont étrangers à la boisson acidulée de M. Disjonval. Celui qui en fait usage, est
recueilli sans assoupissement, occupé sans fatigue, et fécond en idées sans distraction. Combien d'une propriété
unique, ne découle-t-il pas d'effets différens qui, à leur
tour, conspirent vers un même bnt ! Le Général qui médite sous la tente ses savantes manœuvres, et le soldat qui
les exécute aux ardeurs du soleil, devront à l'Acide Sulfurique de véritables ressources contre la foiblesse morale
et contre la foiblesse physique. Je ne parle pas de la vertu
prophylactique que les Médecins lui attribuent à juste titre,
contre la pierre et la gravelle, ces deux fléaux des hommes
de lettres. Je craindrais qu'on ne révoquât en doute tant
de propriétés, parce qu'elles partent d'un principe trop simple, à peu près comme on révoque en doute les remèdes
des Charlatans par une raison contraire. Qu'on ne redoute
aucun effet funefte de la ftipticité d'un Acide qui a pour
premier juge les dents elles-mêmes. S'il était aussi facile de
corriger l'âpreté ftiptique du caractère de certains censeurs
qui craignent les innovations heureuses, comme la rencontre d'une comète, j'ose dire qu'il serait bientôt et généralement reconnu que M. Quatremère a enrichi les sciences d'une nouvelle découverte, et fait à toutes les classes
de la société un présent aussi agréable qu'utile.

V. T. H. S.,   P. M. Des Ursins (de Nantes.)

〜〜〜〜〜〜〜

Gazette de France , Vendredi 3 Juillet.

On parle beaucoup depuis quelque temps d'une Limonade composée avec l'Acide Sulfurique, dont M. Quatre-

mère-Disjonval est l'inventeur, et qu'il annonce comme le meilleur préservatif que l'on puisse employer contre la soif. Un de nos correspondans, qui connaît les expériences de M. Quatremère, et qui paraît partager ses espérances, nous a adressé, à ce sujet, l'article qu'on va lire.

« Il paraît que le Gouvernement s'occupe sérieusement de l'extension d'un préservatif contre la soif, et contre les maladies qu'elle produit, non-seulement parmi les militaires, mais encore parmi tous ceux que leur profession expose aux ardeurs du soleil. Déjà MM. Thouret, Halley et Chaussier, dans un rapport qu'ils adressèrent en l'an 11, tant au Ministre de l'Intérieur, qu'au Ministre de la Guerre, s'exprimèrent en ces termes : « Pour répondre à cette ques-
« tion importante, nous observons d'abord que, livré à des
« travaux fatiguans, exposé à l'ardeur du soleil, l'homme
« éprouve une sueur abondante, une soif excessive qui l'ac-
« compagne, et le feraient bientôt succomber, ou le dispo-
« seraient à des maladies fâcheuses, s'il n'employait pas les
« moyens d'étancher la soif qui le dévore, de modérer la
« sueur qui l'épuise. Dans ces cas, l'eau seule et pure ne
« suffit pas ; elle calme tout au plus, pour le moment, la
« soif qui brûle; mais bientôt le besoin se fait sentir de nou-
« veau, la sueur ainsi que l'épuisement deviennent plus
« grands encore; et cette vérité étant reconnue depuis long-
« temps, on a proposé d'ajouter à l'eau quelques substances
« particulières. »

« Les mêmes savans, après avoir examiné les effets de l'Alcool, de l'Eau-de-vie, du Vinaigre, trouvent à l'emploi de chacun des inconvéniens très-graves, mais se réunissent sur ce dernier au sentiment de M. Quatremère-Disjonval, qui avait observé en Italie que le Vinaigre, ajouté à l'eau des soldats augmentait sensiblement leur disposition à transpirer. « Ainsi en admettant même que le Vinaigre « fût bon (ajoutent-ils) et eût toutes les qualités qu'on « peut désirer, son usage convient moins pour servir de « boisson à des travailleurs, à des hommes exposés à la « chaleur, parce qu'il tend essentiellement à favoriser, à « entretenir, à exciter la transpiration, qui, dans ce cas, « est un moyen d'épuisement et de débilitation. »

« La théorie et la pratique démontrant que l'Acide Sulfurique est celui qui, étendu d'eau, modère le plus puissamment la sueur, produit les effets les plus durables ; et est le plus propre à prévenir la débilitation, qui devient ensuite l'origine des maladies les plus graves; M. Quatremère eut la satisfaction de voir, dès l'an 11, la proposition qu'il avait faite de substituer l'Acide Sulfurique au Vinaigre dans la Boisson des Soldats, approuvée en France, comme en Italie. Mais passé ensuite à l'Armée Franco-Batave en Hollande, il s'est livré à l'étude, ainsi qu'à l'emploi de cet Acide, d'une manière qui fera époque dans les Sciences. Il a examiné si l'on devait borner l'emploi de l'Acide Sulfurique à cette quantité infiniment petite qu'il en faut pour aciduler l'eau des soldats et des moissonneurs. Il s'est dévoué six mois entiers, ainsi qu'un savant d'une consitution encore plus robuste que la sienne, à reconnaître jusqu'à quelle proportion l'on pouvait employer l'Acide Sulfurique comme aliment. Il a reconnu qu'on pouvait en faire la base de boissons ayant l'œil et le goût de la Limonade, de la Groseille, du Punch. N'ayant cessé d'en faire usage pendant cette campagne, ainsi que son compagnon d'armes et d'expériences, non seulement il s'est démontré que nul accident fâcheux n'en pouvait résulter ; mais il en a recueilli à volonté des effets particuliers , dont les principaux sont que les boissons dosées d'Acide Sulfurique , autant que le palais et les dents en peuvent supporter , remontent le physique et le moral avec une promptitude qui n'appartient à aucun des autres agens connus. S'il propose d'en faire le moyen de rendre les forces , surtout les jambes , à une troupe excédée de fatigues ; il ne garantit pas moins de défendre contre l'accablement moral et le besoin de sommeil , l'écrivain , le copiste , enfin tous ceux qui ont besoin de prolonger les effets de la présence d'esprit fort au-delà des bornes accoutumées et propres à chaque constitution. Or, ce sera vraiment ici le triomphe du nouvel antidote. On sait que l'Eau-de-vie a pour terrible effet de couper les jambes , en même temps qu'elle trouble le cerveau. L'Acide Sulfurique , au contraire, ne paraît exercer quelqu'action locale , mais toujours très-bénigne, que sur la vessie et l'organe qui s'y rapporte. »

On ne doit plus faire qu'un vœu; c'est que M. Quatremère soit mis à portée de renouveler ses expériences de Hollande sur un objet bien plus important encore, celui de détruire la fièvre comme il détruit incontestablement la soif ; en un mot, de parvenir, en modifiant l'Acide Sulfurique de plusieurs manières, pour les mêmes individus, à les rendre parfaitement Inébri'es, ou du moins complètement inhabiles à prendre la fièvre Adynamique ; cette fièvre, causée par la prostration de forces ; cette fièvre, que des Régimens entiers ont gardée au-delà comme en-déça des Alpes, et dont l'Acide Sulfurique, pris tantôt en boisson, tantôt en aliment, paraît être un préservatif radical.

<center>~~~~~~~~~~~~~~~</center>

PIÈCES

PIÈCES

Relatives au moyen de brûler ou torréfier le Café sans aucune évaporation.

PIÈCES

Relatives au moyen de brûler ou torréfier le Café sans aucune évaporation.

Paris, 24 Décembre 1807.

LE MINISTRE DE L'INTÉRIEUR,

A MM. les Membres de la Chambre de Commerce de Troyes, Chef-lieu du Département de l'Aube.

Vous connaissez, MM., les derniers actes du Gouvernement Anglais, ce dernier terme de l'oppression du Commerce du monde ; vous savez qu'il a résolu de détruire les faibles restes de l'indépendance des mers ; il veut que désormais aucun Bâtiment ne puisse naviguer, sans relâche dans ses Ports, sans payer un tribut à sa prétendue Souveraineté, et sans en recevoir une ignominieuse licence.

Ainsi, l'Océan n'est plus que le champ de l'esclavage. L'usurpation du droit le plus sacré des Nations est consommé, et ce joug tyrannique pèsera sur elles jusqu'au jour des vengeances, ou jusqu'à ce que, ramené à la modération, le Gouvernement Anglais calme ses fureurs et brise lui-même ce sceptre auquel les peuples Continentaux ne consentiront jamais à se soumettre.

Je m'entretiens avec vous des grandes circonstances qui nous entraînent, pour éveiller votre patriotisme et votre sagesse. Il semblait que toutes les gênes, toutes les contrariétés qu'éprouvait le commerce du Continent, étaient épuisées, et cependant elles vont s'accroître par les dernières mesures de l'Angleterre ; mais elles nous trouveront résignés à lutter et à vaincre cette nouvelle oppression.

Il ne faut pas se le dissimuler, l'importation et l'exportation, déjà si rétrécies, vont l'être davantage ; tout ce qui tient au Commerce Maritime, tout ce qui en dépend, deviendra plus difficile et plus incertain : cependant deux canaux restent ouverts.

La course sur tous les Bâtimens qui auront renoncé à l'indépendance de leur Nation, en obéissant honteusement à la Souveraineté Britannique, et en naviguant sous sa licence, s'offre d'abord au courage de nos Capitaines ; cette ressource ne sera pas vaine, et le Commerce Français ne se livrera pas sans utilité à ce genre de guerre, qui ne laisse jamais sans récompense, la Bravoure, l'Habilité et l'Audace.

Nous devons espérer ensuite que les vaisseaux Neutres tromperont la vigilance des croisières Anglaises ; l'immense étendue des côtes de l'Empire protégera leurs tentatives.

Ces ressources, ne dussent-elles être comptées pour rien, la France se résignera à une situation momentanée qui ne peut changer qu'avec le temps et de nouveaux efforts ; mais son ennemi ne lui ravira pas les grandes bases de sa prospérité, sa communication intérieure, ses rapports avec le Continent sur lequel elle ne compte plus que des Amis ou des Alliés. Son sol ne sera pas moins fertile, son industrie n'en subsistera pas moins, quoique privée de quelques matières qu'il n'est pas impossible de remplacer.

J'appelle votre attention , Messieurs , sur cette dernière proposition. Vous avez des conseils à donner et
des exemples à offrir au Commerce ; il doit prévoir dès-
à-présent l'effet de la privation de certaines Matières , et
surtout des Cotons et des Teintures.

Les Cotons approvisionnés en France , ceux qui nous
parviendront du Levant , ceux que , dans des temps plus
éloignés , nous procurera la culture indigène , essayée
non sans succès , suffiront pour alimenter en grande partie nos manufactures ; mais prévoyant que quelques-unes
pourraient éprouver des privations , il faut , autant qu'il
est possible , recourir au Chanvre et au Lin pour ménager
du travail aux Ouvriers que le Coton n'occuperait plus.
Il serait à désirer qu'on pût rappeler les Consommateurs
aux produits des Matières nées de notre sol , et restreindre
les effets malheureux des habitudes et des goûts contractés
pour des étoffes qui nous rendent tributaires des contrées
Etrangères.

Les matières de teinture pourront devenir rares : mais
plusieurs seront remplacées par des produits du sol ; nous
nous passerons des autres en faisant de légers sacrifices
de quelques couleurs qui plus belles plaisent davantage ,
sans rien ajouter à la bonté intrinsèque de l'étoffe. Au
surplus , comptons sur le Génie Manufacturier ; il sur-
montera ces difficultés.

Les Canaux qui , malgré les usurpateurs , resteront
ouverts aux importations , pourront ne pas suffire à la
consommation du Sucre et du Café ; ces objets , d'une
utilité secondaire , pourront être rares ; mais la grande masse
de la Nation ne sentira pas cette privation momentanée ;
des habitudes trop étendues seront combattues et res-
treintes par l'élévation des prix.

Et pourrait-on croire au surplus que la Grande Nation se laisserait étonner par la privation de quelques futiles jouissances ? Ses Armées ont supporté sans murmure les besoins les plus pressans ; ce grand exemple ne sera point perdu ; et lorsqu'il s'agit d'affranchir le Commerce des actes ruineux de pirateries exercées périodiquement sur lui ; lorsqu'il s'agit de l'Honneur National , et de briser les Fourches Caudines que l'Angleterre élève sur ses rivages , le Peuple Français supportera avec la dignité et le courage qui appartiennent à son grand caractère , les entraves passagères imposées à ses goûts , à ses habitudes et à son industrie. Le Commerce de l'Europe , n'en doutons pas , sera bientôt affranchi ; l'intérêt des Peuples , l'honneur des Souverains , les résolutions magnanimes du plus Puissant des Alliés de la France ; la Force et la Volonté du Héros qui nous gouverne ; la justice d'une cause à laquelle le Ciel accordera sa protection ; tous ces moyens décideront la querelle : Le succès ne peut être incertain.   C R E T E T

Toulouse , 10 *Avril* 1808.

Par sa délibération du 20 Février 1808 , la Chambre de Commerce de Toulouse avait exprimé le désir de proposer trois Prix sur des Questions importantes. Sa délibération fut envoyée à Son Excellence le Ministre de l'Intérieur ; elle en reçut le 3 Mars la réponse suivante :

« Messieurs, j'ai mis sous les yeux de de Sa Majesté
« l'Empereur et Roi, conformément au désir que vous
« m'en avez exprimé par votre Lettre du 23 Février dernier,
« votre Déliberation du 20 du même mois , tendante à
« proposer trois Prix sur divers moyens de remplacer l'em-

« ploi des Drogues ou Matières Exotiques. SA MAJESTÉ
« a daigné approuver cette Délibération : en vous trans-
« mettant la Décision qu'Elle a rendue, je dois vous té-
« moigner ma satisfaction pour les motifs qui ont inspiré
« cette démarche.

« Recevez, Messieurs, l'assurance de ma sincère es-
« time. »   CRETET.

Programme. ━ 1.º Quels sont les moyens de remplacer,
par des produits du territoire Français, une ou plusieurs,
des denrées ou matières indipensablement nécessaires pour
mettre les fabriques Nationales dans une indépendance
absolue des sols étrangers, sans rien ôter à la qualité des
produits, et sans rien ajouter à leur prix moyen ordinaire
en temps de paix ?

2º. Quels sont les moyens de remplacer les denrées
dont la sensualité ou l'habitude ont fait un besoin, telles
que le Sucre et le Café, sans renchérissement de prix,
eu égard aux temps ordinaires ?

3º. Quels sont les moyens de remplacer, à la même
condition, une ou plusieurs des principales drogues exotiques usitées en médecine ?

Il sera adjugé, sur la première question, un prix de
2000 francs ; sur la seconde, un prix de 650 francs ; et
sur la troisième, un prix de 1000 francs.

La distribution de ces Prix aura lieu le premier Février 1809, dans une séance publique que la Chambre
de Commerce tiendra à cet effet.

Conditions. ━ Les concurrens devront remettre leurs
mémoires d'ici au premier Janvier 1809, terme de rigueur.
Ils les distingueront par une devise, et les accompagne-
ront d'un billet cacheté, contenant leurs nom et adresse :
ce billet ne sera ouvert qu'en cas de besoin.

Ils devront en outre joindre à leurs mémoires des échan-
tillons des matières premières qu'ils auront employées ,
ainsi que des produits qu'ils en auront obtenu , et décrire
leurs procédés avec assez de clarté pour qu'ils puissent être répétés. Quant à ce qui concerne la dernière
question , ils devront rapporter des certificats authentiques ,
pour justifier , soit de la naturalisation en France des
plantes médicinales étrangères , soit de l'efficacité de celles
des plantes indigènes qu'ils voudront proposer à leur place.

N.º 1.   Châlons-sur-Marne , le 12 Février 1808.

*A Messieurs les Membres de la Société d'Agriculture ,
Commerce, Sciences et Arts du Département de la
Marne.*

Messieurs,

Assez peu vous importe de savoir quel est mon sexe ,
pour la discussion que je vais vous soumettre. Elle est on
ne peut plus importante vu les circonstances ; mais pourquoi les deux sexes ne feraient-ils pas partie , même
du Conseil d'État, lorsque l'un est tout aussi intéressé
dans une discussion que l'autre , et que l'un doit indis-
pensablement avoir bien plus de connaissances sur la
matière à discuter que n'en a l'autre ?

C'est des denrées Coloniales que j'ai à vous parler. C'est
surtout de celles , que Son Excellence le Ministre de
l'Intérieur a sûrement recommandées plus particulièrement
que les autres à de nouveaux examens, de la part des chambres de Commerce , et des autorités Locales. S. E. n'avoit
pas besoin , sans doute , d'interpeller sur le même sujet les

autorités Savantes. Celles-ci sont censées tenir jour et nuit le flambeau des Sciences. Permettez que j'en approche un sujet, qu'on en a toujours relégué, selon moi, à beaucoup trop de distance.

Le Café, cette espèce de syphon qui aspire aujourd'hui la presque totalité du Sucre, doit-il ou peut-il être abandonné plus long-temps à l'ignorance crasseuse, qui le brûle, qui le grille, qui le rôtit, avant qu'on le réduise en breuvage ; comme si on ne pouvait jamais élever assez haut la quantité de Sucre qu'il faut ensuite lui unir, pour rendre supportable une boisson si noire et si amère ? Désirant me conformer autant qu'il est en moi à la partie la plus importante, ce me semble, des demandes de S. E. le Ministre de l'Intérieur, que du moins cette fois il fût permis de lire aux femmes de ménage, je n'envisagerai la question que sous le point de vue de quelque possibilité de diminuer sensiblement la principale consommation du Sucre, par l'essai de martyriser un peu moins le Café.

Le Café, au seul nom duquel toute femme s'attendrit, parce qu'elle lui doit presqu'universellement le premier de ses repas, celui qui influence pour elle toute la journée ; le Café pouvait-il jamais être livré à une exécution plus délétère et plus barbare quant à lui, mais plus absurde et plus dispendieuse quant à la quantité de Sucre à laquelle il faut ensuite l'unir, que par nos moyens plus ou moins sauvages d'en faire, avant tout, la proie des flammes ?

« Brûle ce que tu adorais, et adore ce que tu brûlais » a dit un grand Saint à un grand Roi . . . . . Messieurs, j'ai presque envie d'en dire autant à tous ceux, hommes, femmes, savans, ignorans, Européens ou plutôt Hurons, qui brûlent tout vif, soit à feu clos, soit à feu ouvert, ce

(138)

premier soutien de la vie Physique et Morale, ce premier aide du Talent et de la Pénétration, ce juge de Paix que Mahomet, sans doute, crut donner, pour toujours aux Arabes, en leur interdisant le Vin, mais leur prescrivant le Café?

Pour moi, sans vouloir faire ici montre d'érudition, je tiens qu'Alexandre n'aurait pas tué Clitus à la fin d'un repas, si après avoir bu tant de vin, il avait seulement pris un peu de Café. J'ai toujours vu, quelqu'absurde qu'en soit chez nous la préparation, que le Café terminait les débats qu'avait excités le Vin. Oui, alors chez les hommes comme chez les Abeilles *Pulveris exigui jactu compessa quiescunt.* Mais je dois d'abord m'appuyer de la manière dont se prépare (je n'ai garde de dire se brûle) le Café chez les Arabes. Comme on croirait y réduire en *caput mortuum* l'aliment, auquel on demande tous les préliminaires du Paradis de Mahomet, si on l'exposait immédiatement à l'action du feu, on fait chauffer une plaque de cuivre, puis on la retire de dessus les charbons ou autre combustible, et c'est sur cette chaleur, si artistement ménagée, qu'on fait remuer sans cesse le Café verd par les doigts du plus jeune des esclaves. Je n'ai pas besoin de dire que celui-ci est fort intéressé à perdre peu de temps. Mais toujours est-il impossible que ce moyen enlève au Café tout ce que nos appareils dévorent, détruisent, vaporisent au grand damne de la substance en elle-même, puis du sucre qu'il faut par suite y ensevelir, puis de toutes les belles idées, de tous les beaux vers qui eussent dû en sortir, mais qui n'en sortiront jamais.

Je reprendrai ma discussion dans une lettre suivante, si cette première ne vous déplaît pas. Agréez en attendant tous les témoignages de ma considération. ***

~~~~~~~~~~~~~~~~

N.º 2.   Châlons-sur-Marne, le 15 Février 1808.

MESSIEURS,

J'AI cherché à établir d'abord que le Café ne se brûlait presque point chez les Arabes, ces premiers maîtres qu'on puisse interroger, sans doute, et sur sa culture et sur son emploi. Mais que vous dirai-je sur les effets qu'y produit cette plante préparée à leur manière? Ce n'est pas seu-seulement de la gaieté, de la vivacité, de la propension à faire des vers, à composer de la musique, à peindre, etc. C'est bien plus que tout cela; car c'est une véritable extase. C'est un rappel intérieur de toute la faculté de penser; c'est un réveil de tous les agréables souvenirs; c'est le comble de cet état que Rouelle peignait si bien, en parlant des effets de l'Opium. . . . . . Alors vous ne pesez sur rien, rien ne pese sur vous.

Je chercherai toujours, sans doute, à disputer aux mains barbares qui les incendient toutes, ces portions d'une plante infiniment précieuse, qui périssent et s'en-volent dans les airs, chaque fois que nous gaspillons du Café comme nous le savons faire. Mais ces effets ma-giques qui doivent résulter de tout ce que nous avons si sottement perdu! Mais ces extases, ces jouissances indi-cibles de l'ame, ce plaisir d'exister, dont il me paraît qu'aucun individu éminemment sensible n'est ex-clus, du moment où il a pris une moyenne quantité de Café bien fait! Voilà surtout, Messieurs, ce pourquoi je me passionne, et ce dont je ne saurais faire une res-titution plus profitable qu'aux Savans d'abord auxquels je m'adresse.
~~~~~~~~~~~~~~~~

Or cette restitution , je la fais complettement , du moment où on me laisse appliquer l'action du feu au Café, sans que e feu porte sur lui , et tellement tout au contraire que ce soit un autre corps qui en reçoive l'action directe. Ouï, Messieurs, c'est un suppléant qu'il s'agit encore ici de fournir. Mais si j'y parviens de la manière la plus exacte, la plus Physique , même la plus Chimique ; quand s'arrêtera le bras, ou plutôt quand s'arrêtera la faux qui ne cesse de moissonner nos plus délicieuses jouissances?

Au reste je n'appelle plus qu'à l'expérience ; et si j'apprends que vous soyez disposés à admettre mon appel , je saurai me faire aider ou remplacer par quelqu'un qui connaîtra tout aussi bien que moi ce qu'il faut faire.

J'ai en attendant l'honneur de vous offrir toutes mes salutations.   * * *

Adresser la réponse , s'il en est fait une , chez M.ᵐᵉ Charton , Maîtresse de Pension , rue des ci-devant Cordeliers.

N.º 3.   Châlons-sur-Marne, le 29 Février 1808.

M ᴇ s s ɪ ᴇ ᴜ ʀ s ,

Jᴇ n'ai pas cru très-contraire à mon objet de laisser d'abord une personne du sexe vous en entretenir, et vous présenter , soit comme faisant partie du sexe le plus sensible , soit comme réellement femme de ménage , ce que notre manière générale de brûler le Café lui communique de détestable à l'emploi , de ruineux sous tous les points de vue. Je vais reprendre la matière pour la traiter, sinon plus en maître, du moins plus en grand. Puissé-je, armé de ce qui vous est déjà parvenu, et de ce que je vais y joindre, réussir à empêcher une déperdition de denrées Coloniales déplorable dans tous les temps, mais plus révoltante que jamais sans doute lorsque les Gouvernemens Français et Autrichien ne sont occupés de rien autant que de ce qui peut concourir à les épargner !

Mon début dans les Sciences fut de prouver en 1777, sur la question proposée en sujet de prix par l'Académie Royale des Sciences de Paris, qu'on jetait dans les rivières une énorme quantité d'Indigo qu'il était possible de retrouver en traitant différemment les cuves. Mon véritable but aujourd'hui est de faire recouvrer une énorme quantité de Café qu'on évapore ou qu'on carbonise ; dont la partie qui s'envole dans les airs ne fait de mal qu'à la bourse, dont la partie carbonisée en fait un des plus directs à l'économie animale. Mais je m'étaierai d'abord d'un troisième fait qui se trouve lié très-naturellement avec les deux autres, c'est que nous ne traitons pas mieux le Riz. Le Riz, cette substance qui semble plutôt descendue du ciel sur la terre que sortie des entrailles de celle-ci, pour notre nourriture la plus succulente et la plus parfaite ; le Riz, par la manière dont nous l'atténuons, le réduisons, l'exterminons en le cuisant, n'est plus également que le très-indigeste résidu de la substance, dont on a dit qu'elle était aux alimens ce que l'or est aux métaux.

Ici, Messieurs, comme sur le Café, j'ai à opposer à nos massacres de restaurateurs la manière dont on fait cuire le Riz dans toute l'Italie et toute l'Espagne. Soit qu'on y tende à une plus grande épargne de combustibles,

soit qu'on ait reconnu que faire cuire et digérer long-
temps cette plante c'était la détruire, on la mange au
moins des trois quarts plus crue, c'est-à-dire, plus
pourvue de son volume, de sa forme, de ses angles. Aussi
n'ai-je jamais vu le Riz provoquer dans ces pays le vomis-
sement, comme il le fait très-souvent chez nous, par
suite de la pâte ou du mortier si épais que nous faisons
arriver, le plus souvent après une longue abstinence, dans
notre estomac. Mais que dire de la différence en quantité
de substance nutritive, d'un Légume poussé au feu pendant je ne sais combien de temps, ou retiré du feu aussitôt qu'il est suffisamment attendri pour pouvoir subir la
mastication.

Ce fait eût dû sans doute occuper quelques-uns de ceux
que la Guerre de la Révolution a portés, comme moi,
successivement et même itérativement dans ces contrées.
Mais le plus grand nombre ne cherchait que l'Or, et ne
pensait guère à l'Instruction. Puisque parmi les Savans
et les Militaires fréquemment transportés dans ces parages,
il s'en est trouvé du moins un qui cherchait à s'instruire, je
viens vous déclarer très-franchement, Messieurs, que ce
dont les deux Lettres antérieures vous entretiennent comme
d'une simple possibilité très-désirable, est un fait je ne
sais depuis combien de temps établi, consolidé, tous les
jours reconnu plus précieux et plus avantageux, dans le
midi de l'Europe, c'est-à-dire, le pays où l'on a le plus à
réparer quant aux forces, le plus de pénétration par conséquent sur tout ce qui peut y conduire.

Je ne donne pas toutefois comme un fait positif, que
ce soit la substance employée par l'Auteur des deux
Lettres à Vous adressées qui s'emploie à arrêter la défla-

gration , l'évaporation , la déperdition du Café. Ce que j'ai pu découvrir avec cette certitude , c'est qu'on emploie une substance très-bien adaptée à cette fin , dont il résulte que le grain du Café reste plus dur , se moud plus difficilement , pèse davantage , et rend sensiblement plus à la mouture. Or dans quel temps , Messieurs , l'importation d'un pareil procédé peut-elle être d'un plus haut intérêt , si l'on ne doit pas dire que son examen et sa discussion deviennent une sorte de loi et de devoir , pour tous ceux auxquels la Circulaire de Son Éminence le Ministre de l'Intérieur est parvenue ?

L'expérience est d'ailleurs si intéressante , elle présente des phases si imprévues , elle finit par des résultats si satisfaisans , que j'ose vous solliciter de ne pas en ajourner l'essai beaucoup plus longtemps.

Lorsque je parle des résultats , je n'ai garde , Messieurs , de prétendre que le Café traité à la nouvelle manière , doive être comparé à l'autre , pour la couleur , l'odeur et même la saveur. Un grand développement en couleur , en odeur et en saveur pour toute substance végétale , est avant tout la preuve d'une très-grande décomposition. Le pain brûlé a beaucoup plus de couleur , d'odeur et de saveur que le pain qui n'est que cuit. Mais le Moral et le Physique retrouvent bien abondamment dans le nouveau Café ce que l'œil, l'odorat et le goût perçoivent en moins. Telles sont les bases sur lesquelles toute l'Italie et tout l'Orient opèrent. Peut-être aussi l'économie du Sucre y entre-t-elle pour quelque chose. Car plus l'admirable industrie de nos Echansons actuels approche la couleur , l'odeur et le goût , de ceux d'un véritable marc ; plus il faut de Sucre pour compenser le merveilleux effet de leur travail.

Quant à nous , si nous augmentons la quantité du Café d'un quart , et diminuons l'emploi du Sucre d'autant , nous recevrons , je pense , une grande indemnité de ce que les guerres d'Italie nous coûtent; et c'est du moins ce qu'elles me procurent la satisfaction de vous apporter.

J'y ajoute , Messieurs , l'assurance de toute l'estime et de toute la considération avec lesquelles j'ai l'honneur d'être ,

Votre très-humble et très-obéissant Serviteur :

QUATREMÈRE-DISJONVAL.

N.° 4.   Châlons-sur-Marne , le 15 Mars 1808.

MESSIEURS,

J'AI employé la lettre revêtue de mon nom , à vous certifier que le procédé , dont je cherchais à vous faire prendre connaissance , était généralement répandu dans le Royaume d'Italie , et principalement dans les ci-devant Etats de Venise. Je m'empresse aujourd'hui de produire le suffrage tout récent que viennent d'obtenir de l'Empereur ces mêmes Pays , et je ne doute pas qu'il ne contribue à me concilier le vôtre. (*)

Votre très-humble et très-obéissant serviteur ,

QUATREMÈRE-DISJONVAL.

(*) Sa Majesté a répondu à peu près en ces termes :
« Messieurs les président et députés de la quatrième classe
« de l'Institut , Athènes et Rome sont encore célèbres par leurs
« succès dans les arts ; l'Italie , dont les peuples me sont chers
« à tant de titres , s'est distinguée la première parmi les Nations
« modernes. J'ai à cœur de voir les artistes Français effacer
« la gloire d'Athènes et de l'Italie. C'est à vous de réaliser de
« si belles espérances. Vous pouvez compter sur ma protection. »

EXTRAIT

EXTRAIT

Des Rapports présentés à la Municipalité du Chef-lieu du Département de la Marne, sur le Café brûlé sans Evaporation, d'après le procédé reconnu en Italie par Monsieur QUATREMÈRE-DISJONVAL.

Le Public témoignant une très-grande impatience de connaître le résultat des expériences en nombre, qui ont été faites, depuis le commencement de la présente année, sur la possibilité de brûler, ou plutôt torréfier, le Café sans aucune évaporation ; l'on va procéder de la manière la plus concise, et la moins embarrassante pour une prompte communication, à l'exposition si désirée.

M. Quatremère-Disjonval qui regardait comme une suite indispensable à ses pièces couronnées par l'Académie des Sciences de Paris, sur l'Indigo et sur le Coton, de résoudre la question proposée implicitement par la lettre circulaire de S. E. le Ministre de l'Intérieur, sur le Sucre et le Café, a commencé, vers la fin de Décembre 1807, à renouveler des essais qu'il avait déjà faits, sur le moyen de perfectionner ces deux substances en les mélangeant ensemble. L'union de la Cassonade ou Sucre en poudre avec le Café, que beaucoup de personnes pratiquent en France, ne lui parut pas valoir l'union de la Mélasse à cette même substance ; qu'il savait être employée dans tout le midi de l'Italie. Ce fut ce mélange, dont il avait déjà parlé depuis six mois à Paris, à Soissons, à Reims, qu'il crut devoir offrir de renouveler à la ville de Châlons-sur-Marne, comme chef-lieu du Département, dans lequel se préparent et se façonnent les boissons les plus exquises.

La Société d'agriculture, commerce, sciences et arts
de la ville de Châlons ayant accepté avec empressement
sa proposition, et ayant nommé Commissaires à cet examen
MM. Chamorin de Capy, Tisset et Legrand ; ces Messieurs,
après s'être encore adjoint M. Moignon, secrétaire per-
pétuel de la Société, se sont rendus le premier Avril dernier,
sur l'invitation de M. Quatremère-Disjonval, chez Madame
Charton, maîtresse de pension, demeurant en la même
Ville. Toutes les personnes qui devaient assister à l'expérience, ou qui avaient désiré y être admises, étant réunies :
» Une livre de Café » disent MM. les Commissaires dans
leur rapport du 15 Avril 1808 » a été prise et mise dans
» une poêle pour être brûlée sur un fourneau allumé,
» ainsi que cela se pratique vulgairement. A mesure que
» le Café a brûlé, il s'est élevé une fumée qui a augmenté
» jusqu'à la fin, et qui de plus en plus est devenue épaisse,
» et a acquis une odeur forte et âcre. Ce Café un peu
» réfroidi, a été pesé, et il s'est trouvé avoir perdu trois
» onces deux gros ; mais le feu avait été trop ardent, et
» la torréfaction poussée un peu trop loin. »

» Une seconde livre du même Café a été mise dans la mê-
» me poêle et sur le même fourneau. Dès qu'il a commencé
» à jaunir, M. Quatremère a pris une petite bouteille
» qui renfermait, nous a-t-il dit, quatre onces deux gros de
» Mélasse. Il a versé petit à petit toute cette liqueur sur
» le Café, tandis qu'une autre personne le remuait for-
» tement avec une spatule. L'action du feu agissant sur
» le Café et sur la Mélasse, la fumée qui s'est élevée
» était moins abondante qu'à la première épreuve. On
» distinguait bien une odeur de Café ; mais elle était
» dominée par celle du Caramel. Bientôt tous les grains
» adhérant entre eux par l'effet de cette matière extractive

» et sucrée , la masse entière a formé une espèce de
» Nougat. Dans cet état M. Quatremère l'a versée sur une
» table , et quand elle a été un peu réfroidie , il l'a
» frottée dans ses mains , et par ce moyen a détruit
» l'adhérance. Chaque grain devenu isolé a paru recouvert
» d'un vernis luisant. Le tout a été mis dans la balance ,
» comme l'autre , et il s'est trouvé peser une livre une
» once. »

» Au premier coup d'œil , on est frappé de l'avantage
» que présente le mode de torréfaction de M. Quatremère,
» puisqu'une livre de Café semble ne rien perdre pour
» être brûlée , qu'elle gagne même une once. Mais il
» faut remarquer qu'il a ajouté quatre onces deux gros
» d'une substance étrangère, dans le Café. Combien reste-
» t-il de cette substance ? Voilà ce qui n'a pas été examiné,
» et qui empêche qu'on n'établisse une comparaison très-
» exacte. Ajoutons que la première livre de Café a été
» trop brûlée , que beaucoup de grains étaient carbonisés,
» et que la perte eût été moindre si le feu avait été moins
» ardent, et l'opération moins prolongée. Demandons de
» plus à M. Quatremère s'il ne croit pas que son inter-
» médiaire , en enveloppant chaque fève de Café , n'em-
» pêche pas sur elle ce degré d'action du feu nécessaire
» pour évaporer son eau de végétation , et développer
» l'arôme qu'elle contient , et qui donne à l'infusion du
» Café toute la suavité qui en fait le mérite. Il est certain
» qu'une tasse de son Café , comparé avec une tasse d'un
» Café torréfié avec soin , présente ces différences. La
» couleur du sien est plus foncée , la boisson est plus
» lourde , elle a un goût étranger qui tient de l'amertume,
» et qui provient sans doute de la Mélasse , eau-mère
» du sucre , où se trouve encore un peu de principe

(148)

» Sacharin , enveloppé dans un extrait végétal , et mêlé
» à des substances calcaires. »

» Un des inconveniens du mode de M. Quatremère ,
» c'est que son Café doit être moulu de suite , et mieux
» encore un peu chaud ; car plus tard il attire l'humidité
» de l'air ; alors il doit empâter le moulin , et sa pulvé-
» risation doit être plus ou moins difficile. »

Les discussions qui suivent n'interressant pas le plus
grand nombre des consommateurs , on n'a pas cru devoir en allonger ce court écrit. Le plus important d'ailleurs , le plus pressant , était de répondre par de nouvelles expériences aux questions qu'on vient de lire ,
et de bien constater s'il est véritablement inhérent à
la Mélasse de rendre la boisson plus lourde , ainsi que
de lui communiquer un goût étranger plus ou moins
amer. Or c'est sur quoi les expériences suivantes détrui-
ront pour jamais toute espèce d'inquiétude.

Second Rapport.

» Les négocians et consommateurs de cette Ville , appre-
» nant que sa Société d'agriculture , commerce , sciences
» et arts , était occupée de l'examen du *Café brûlé sans
« Evaporation,* à elle soumis par M. Quatremère-Disjonval,
» comme un procédé universellement répandu dans l'Italie
» méridionale , et qu'il avait eu l'avantage de pouvoir y ob-
» server, (*) ont choisi trois d'entre eux pour se transporter
» successivement chez les épiciers débitans les plus distin-
» gués , et y procéder à des expériences qui pussent éclaircir
» ce que celles de la Société laisseraient en doute. »

____

(*) Ceux qui connaissent toute la délicatesse de l'estomac et toute
le sensualité du palais dans les pays excessivement chauds, comme
le midi de l'Italie, apprécieront d'eux-mêmes si le procédé,
qui rendrait une boisson plus lourde et en même temps plus
amère, s'y soutiendrait un seul instant.

» C'est principalement chez MM. Adrien-Brisset, mar-
» chand-épicier, place du marché au grain, et Deullin-
» Florion, marchand-épicier, rue de Marne, qu'ils se
» sont réunis à cet effet. »

» Ils ont commencé à reconnaître chez le premier de ces
» débitans, et ont fini par se convaincre de plus en plus
» chez le second, que c'est généralement à quatre onces
» par livre qu'il faut porter le déchet causé par le mode
» de torréfaction actuelle ; ce déchet étant plus ou moins
» grand, selon l'état dans lequel le Café arrive, selon le
» genre d'instrument qu'on y applique, et selon le goût
» ou le préjugé qu'on y apporte. ».

» Ils ont reconnu par contre, dans le procédé d'unir
» cinq onces de Mélasse à seize onces de Café en grain,
» que, quelque soit l'instrument, quelque soit le degré
» de feu, et quelque soit le laps de temps (celui-ci fût-il
» même double); on ne peut, par suite et par l'effet de la
» torréfaction seule, arriver à attaquer la substance solide
» du Café, encore moins sa substance évaporable ; d'où
» résulte la conservation du Café perdu dans l'opération
» précédente, et le surcroît d'une once due probablement
» à un restant de Mélasse, mais qui en a perdu tous
» les caractères, et qui ne laisse d'autre impression que
» celle du Café. »

» Ils ont reconnu de plus qu'il ne faut pas borner
» l'accroissement en conservation ou en surcroît à ces
» cinq onces. Les dix-sept onces résultantes sont bien,
» pour tout, semblables au Café réduit à douze, c'est-
» à-dire, en couleur, en odeur, en saveur, mais elles
» ont beaucoup plus de force et d'activité ; les quatre
» onces de partie aromatique et pénétrante non évaporées,
» produisant sans doute ce changement. Nous croyons

» devoir estimer ce nouvel accroissement, pour le moins,
» à deux onces. Mais pour ne rien annoncer au Commerce
» que de parfaitement exact et susceptible de se vérifier
» dans tous les pays, comme dans tous les temps, nous
» bornons l'accroissement total à six onces qui ne pourront
» jamais être contestées. »

 » L'once de Mélasse était à neuf deniers, et l'once
» de Café en poudre première qualité, à sept sous,
» le jour où nous avons réitéré, pour la dernière fois, nos
» épreuves. La nouvelle mise en avant a donc été de
» deux sous trois deniers; le bénéfice obtenu, de quarante-
» deux sous : ce qui laisse en tout plus de trente-neuf
» sous de profit, toute déduction faite. Aussi les négocians
» susdits se sont-ils imposés, à l'instant même, une
» diminution de seize sous par livre de Café brûlé ; premier
» résultat bien précieux de la présence dans nos murs,
» d'un Savant et d'un Militaire, qui n'a jamais cherché,
» dans la profession des Sciences comme dans celles des
» Armes, que le bonheur de son pays. »

Fait à Châlons-sur-Marne, *le* 20 *Avril* 1808 ,
J. L. Thouille, A. J. Cambray, A. De Thelin.

On n'a pas plutôt été convaincu, par ce second rapport,
de la bonté de l'opération sous tous les points de vue,
qu'il s'est répandu d'autres bruits. Tout le monde s'est
trouvé instruit, même depuis longtemps, du procédé,
comme employé par tout, et même en France. Mais il
faut nécessairement qu'on nous accorde de deux choses
'une. Ou ce procédé est employé depuis longtemps, non
seulement en Italie, comme M. Quatremère est le premier
à le déclarer, mais encore en Russie, en Allemagne, en
Hollande, même en France ; et alors il est donc généralement reconnu pour excellent ; et alors il faut donc cesser

de le décrier , comme quelques individus cherchent de tout leur pouvoir à le faire. Ou bien , s'il n'a jamais existé que dans une partie assez reculée de l'Italie , si c'est de là seulement que d'autres auraient pu l'apporter , il faut savoir gré à M. Quatremère de l'esprit observateur , de la surveillance , de l'énergie , dont il vient de donner de nouvelles preuves , en insistant près des Préfectures , près des Municipalités , près des Chambres de Commerce , près des Sociétés Savantes , pour l'admission d'une pratique dont l'importation doit être si utile à la France , si funeste à l'Angleterre. Mais c'est sur quoi l'on va trouver de nouvelles vues dans le troisième et dernier rapport. (*)

Troisième Rapport.

» M. Quatremère-Disjonval , Colonel effectif , service
» de Hollande , Adjudant-Commandant , ci-devant em-
» ployé aux armées d'Italie et de Saint-Domingue , service
» de France , ayant invité les Officiers Etrangers , résidant
» en cette Ville par l'effet de diverses causes , à prendre
» part aux expériences qu'il dirigeoit vers le but de di-
» minuer l'importation des denrées Coloniales sur le Conti-
» nent , et d'affranchir celui-ci de l'énorme redevance
« qu'elles lui imposent envers le Peuple Tyran des mers ;

(*) On pourrait encore poser ici un autre dilemme. Ou ceux qui ont dit être si bien instruits du procédé sont attachés aux intérêts de leur Patrie , ou ils sont dirigés et soldés par l'Angleterre. Dans le premier cas , comment ont-ils laissé à M. Quatremère tout le mérite de publier , propager , généraliser une mesure qui ne peut qu'être si fatale au commerce Anglais ? Dans le second cas la conduite de ces individus ne nous étonne nullement , et nous sentons qu'ils doivent continuer de plus en plus à se porter sur le champ chez tous les négocians et débitans qu'ils apprennent être conquis à l'expérience , pour les en dissuader , les en éloigner , leur en faire craindre même des suites fâcheuses.

» les soussignés se sont crus doublement obligés de
» déférer à l'invitation qui leur étoit faite. »

» Plusieurs d'entre eux avaient déjà assisté à l'expérien-
» ce qui a eu lieu en présence des commissaires nommés
» par la Société d'agriculture, commerce, sciences et arts
» de la ville de Châlons, et à celles faites en présence des
» commissaires nommés par une réunion de négocians de
» la même Cité ; mais jaloux d'acquérir des lumières
» encore plus étendues sur une matière qui intéresse, à
» un si haut degré, toutes les puissances Continentales,
» ils ont recommencé l'expérience en employant jusqu'à
» six onces de la substance additionnelle (la Mélasse),
» sur une livre de Café vert et en grain. »

» L'essentiel des mêmes phénomènes s'est renouvelé,
» mais plus à l'avantage encore de la grande théorie que
» M. Quatremère cherche surtout à établir ; savoir : que
» dans ce nouveau mode de torréfaction, ce sont quatre on-
» ces de Mélasse qui s'évaporent, au lieu des quatre onces
» de Café qu'on est, de temps immémorial, accoutumé
» à voir disparaître ; et que les seize onces de Café bien
» conservées, se trouvent encore changer en leur substance
» l'once ou les deux onces de Mélasse qui s'y ajoutent,
» bien loin que celles-ci exercent aucune influence sur
» le Café. Peut-être, si on portait encore plus haut l'addi-
» tion de la Mélasse, donnerait-on enfin au Café une
» saveur sucrée, qui dispenserait de mettre tant de sucre
» en buvant l'infusion. M. Quatremère le pense. Mais
» c'est ce que notre expérience ne prouve pas assez
» clairement. »

» C'est d'ailleurs un bien assez beau résultat en faveur
» du mode de torréfaction que M. Quatremère déclare
» avoir observé dans la partie la plus méridionale de l'Ita-

» lie, et devoir à ses dernières campagnes ; c'est, disons-
» nous, un bien assez beau résultat, que celui de re-
» trouver et de reproduire au grand jour entre six et
» huit onces d'une denrée agréable à tous les individus,
» mais seule de son genre pour l'utilité de ceux qui,
» comme les militaires, sont tenus à une activité de tous
» les temps, de toutes les heures, et de la nuit comme
» du jour. »

» Ce n'est pas en France toutefois, à ce que nous
» croyons, que cette restitution peut recevoir tous ses
» effets, tout son développement. Il est bien reconnu qu'il
» se consomme, par portion de territoire égale, trois
» fois plus de Café en Hollande qu'en France ; et six
» fois plus dans les villes Anséatiques, dans le nord de
» l'Allemagne, dans la Russie. Ceux qui ne portent qu'à
» trente ou quarante millions la quantité de numéraire
» conservée sur le Continent, et arrachée aux Tyrans des
» mers, par les six à huit onces de Café retrouvées sur
» chaque livre en grain, porteraient cette somme beaucoup
» plus haut, s'ils pensaient à la différence de consomma-
» tion qui s'établit entre Milan et Dantzik, entre Bruxelles
» et Pétersbourg. C'est au reste un fait que nous avons
» constaté par nous-mêmes, et que nous nous plaisons
» à attester ; c'est, disons-nous, un fait très-constant que
» le Café en poudre a été, sur le champ, diminué de
» seize sous par livre, dans les maisons de commerce
» des divers épiciers de cette Ville qui en débitent. *Nous en
» avons acheté sur le pied de cette diminution.* (*) Nous

(*) Depuis la rédaction de ce Rapport, un des négocians
nommés ci-dessus a déclaré très-librement, qu'il croyait pouvoir
donner la première qualité de Café en poudre à un sou six
deniers de moins par once, vingt-quatre sous de diminution

» croyons honorer tout à la fois la profession des Sciences
» et la profession des Armes, en le publiant en France,
» en le transmettant dans les pays lointains qui nous ont
» vu naître. Il en résultera sans doute un nouvel encoura-
» gement pour ceux que le génie de l'observation et leurs
» circonstances appellent à briller également, et comme
» Savans et comme Militaires. »

Fait à Châlons - sur - Marne, le vingt-cinq Avril mil huit cent huit.

DE HAXTHAUSEN, Capitaine Prussien au Régiment de Zweiffel ; DE SCHLADEN, Premier Lieutenant Prussien au Régiment du Prince d'Orange ; (*) MÖHRING, Lieutenant au Bataillon de Rabenau.

PENDANT que nous achevions l'impression de ces rapports, nous avons été avertis qu'il s'ajoutait une réunion de témoins et d'attestations bien précieuse à tout ce que nous venons d'exposer, et que c'était encore dans cette Ville, que les nouveaux témoignages avaient été rendus. Nous devons prévenir cependant que ce n'est pas sur

---

par livre ; et il est bien certain que la diminution totale est de plus de quarante. Il a été pareillement reconnu, depuis la rédaction du même Rapport, que si on porte la quantité de Mélasse jusqu'à huit onces, alors il finit par y avoir une surabondance de matière sucrée, qui dispense réellement de mettre autant de Sucre dans la boisson infusée. Or si l'on réunit ces deux économies, on reconnaîtra que, tout bien examiné, c'est une épargne en numéraire pour le Continent de plus de cent millions, et une diminution de tout autant pour le commerce Anglais, que M. Quatremère-Disjonval opère, en généralisant sur tout le Continent un procédé, qui n'a été jusqu'à lui qu'un secret local, même assez soigneusement gardé.

(*) Frère du Ministre de la Cour de Prusse près celle de Russie.

l'augmentation de poids, que les attestations suivantes fournissent de nouveaux gages de la certitude de ce que M. Quatremère avait avancé. Cette partie de l'innovation est d'ailleurs confirmée en tant de manières, et portée à un si haut degré d'évidence, par tout ce qui précède, qu'il serait presque fastidieux d'y revenir. Mais les assertions de M. Quatremère n'ont pas été moins opiniâtrément combattues sur la couleur, l'odeur et la saveur résultant d'un mélange, dont l'Italie lui a fourni la première idée et les premiers exemples. Il devient donc infiniment précieux, pour fixer irrévocablement les esprits, qu'un autre partisan du même mélange, et qui le tenait originairement de la même source, ait demandé à faire les mêmes épreuves ; comme aussi qu'en employant presque de tous points les mêmes moyens, il soit parvenu à fournir deux livres de Café, dont ce qui reste le mieux attesté c'est la qualité exquise de la couleur, de l'odeur et de la saveur.

Nous ne savons si nous devons prendre beaucoup de précautions, avant de convenir que c'est dans la Maison d'Arrêt de la ville de Châlons - sur - Marne, que cette dernière scène ou cette dernière expérience a eu lieu. Mais comme la moralité de toutes les personnes qui en ont été témoins, et notamment de celle qui fait la déclaration, ne laisse rien à désirer, nous ne voyons qu'un surcroît de gloire et de satisfaction pour M. Quatremère-Disjonval, dans l'espèce de fatalité qui veut qu'il lui arrive des appuis même d'un pareil endroit.

» Je soussignée, déclaré qu'il y a quelque temps un
» jeune Prisonnier qui ne faisait que passer par la Ville,
» m'inspira plus d'intérêt que les autres, par le grand
» délabrement dans lequel il était arrivé, ainsi que par
» l'honnêteté de son extérieur. Ayant réussi à lui pro-

» curer les principaux soulagemens dont il avait besoin
» pour se rétablir ; lorsqu'il le fut , et lorsque le jour du
» départ pour continuer sa route fut déterminé , il me
» témoigna son regret de ne pouvoir acquitter en argent
» les secours qu'il avait reçus , mais m'ajouta qu'il était
» propriétaire d'un secret qui pourrait m'être fort utile ,
» ou à quelqu'un des miens. Lui ayant demandé en quoi
» consistait ce secret, il m'a répondu que c'était un moyen
» de brûler le Café qui , tout à la fois , ajoutait à son
» poids, et en améliorait singulièrement la qualité (*). J'ai
» paru accueillir avec empressement son offre , et lui ayant
» proposé de la mettre sur le champ à exécution, il m'a
» ajouté qu'il fallait lui fournir quatre onces de Mélasse
» par livre de Café vert et en grain. J'ai eu beaucoup
» de peine à trouver dans la Ville un entrepôt de Mélasse ,
» et à lui mettre en main les huit onces qu'il fallait mêler
» aux deux livres de Café que comporte mon cylindre
» à griller. Tout étant prêt, il s'est mis en devoir d'exécuter
» son procédé , que je n'ai pas pu suivre exactement , à
» raison de mes nombreuses occupations , mais dont ce
» que j'ai pu voir est, qu'il fait d'abord chauffer et tourner
» le Café dans le cylindre jusqu'à ce qu'il commence à
» jaunir. C'est alors qu'il ajoute les quatre onces de Mélasse
» par livre , peu à peu , et en ouvrant la petite porte du
» cylindre à plusieurs reprises. Lorsque toute la Mélasse
» a été employée, et que l'odeur du Café a commencé

(*) On se doute bien que la rareté du Café , dont le bruit commençait à retentir partout , est ce qui a également fait penser cet individu à offrir une communication , qu'il ne savait pas être déjà sous les yeux de nombre de personnes , et avoir déjà été éprouvée en plusieurs endroits , par suite de l'activité peu commune avec laquelle M. Quatremère poursuit tout ce qu'il entreprend.

» à succéder à celle de la Mélasse , le Jeune Homme
» a cessé son opération et a procédé sur le champ à la
» mouture. (*) Je ne sais de combien le poids s'est trouvé
» augmenté , parce que je vaquais à quelqu'occupation
» pendant la pesée ; mais je sais bien qu'il s'est trouvé
» l'être notablement. Quant à la couleur et à l'odeur de
» la poudre , comme elles me parurent excellentes , je n'ai
» pas hésité à en faire sur le champ quelques tasses , dont
» le goût m'a semblé des meilleurs. Toutefois n'ayant
» pas habitude d'en prendre , je ne donnerai pas mon
» jugement pour une décision. J'aime mieux rapporter
» ce qui m'est arrivé quelque temps après. Ayant des
» Dames à dîner chez moi , et l'une d'elles m'étant connue
» pour aimer le Café de passion , je n'ai pas manqué de
» faire servir après le dîner du Café uniquement obtenu
» de l'infusion de celui qu'avait brûlé notre Jeune Homme.
» Je m'attendais bien à voir prendre ce Café sans qu'il
» excitât du mécontentement. Mais quelle a été ma sur-
» prise de voir entre autres la Dame si connaisseuse
» s'écrier que ce Café là n'était point du Café ordinaire ,
» qu'il était bien meilleur que celui qu'on a coutume de
» prendre , que certainement je le tenais de quelque occa-
» sion particulière ! Comme je voulais me ménager le

(*) On a cherché à répandre que la torréfaction du Café avec la
Mélasse avait l'inconvénient d'empâter le moulin, & cette impos-
ture ayant été promptement démentie, on y a substitué l'assertion
que le Café , ainsi torréfié, était si dur à moudre, qu'il cassait
les moulins ordinaires. Nous nous empressons de prouver , par le
fait dont cette déclaration rend compte, que si le Café torréfié
selon le nouveau mode est effectivement plus dur à moudre parce
qu'il est beaucoup plus plein et beaucoup plus substantiel que
l'autre, il est en même temps faux que cette dureté compromette
le moins du monde les moulins ordinaires. Il en coûte seulement
un léger effort de plus, qui est à la portée de tous les sexes, de
tous les âges, et qui n'a encore exigé ni réparation ni changement dans aucun moulin.

» moyen de conserver ou de donner à quelqu'un le secret,
» j'ai pris le parti de dire que c'était un reste de Café
» de Paris, acheté dans les meilleurs temps. Mais la
» Dame en question toujours persistante à trouver ce Café
» d'une couleur d'un goût incomparables, n'a pas eu
» de cesse que je ne lui en aye été chercher et lui en
» aye cédé deux onces. A peu près pareilles exclamations
» ont eu lieu toutes les fois que j'en ai servi à des per-
» sonnes qui n'étaient prévenues de rien, aussi longtemps
» qu'ont duré ces deux livres ; et c'est ce qui doit rendre
» plus croyable ce que je vais ajouter des dernières dé-
» clarations du jeune Prisonnier. »

» Lui ayant demandé comment il était parvenu à avoir
» la connaissance de cet important secret, il m'a répondu
» avec beaucoup d'ingénuité que sa mère était Limonadière-
» Cafetière, et était demeurée veuve avec beaucoup d'en-
» fans, lorsque la maladresse d'un garçon avait mis le
» feu au laboratoire, et par suite, à toute la maison —
» qu'un si grand surcroît de malheur avait excité un
» Officier né dans les Etats Italiens de l'Empereur Joseph II
» à lui apprendre, sous le secret, de quelle manière on
» brûlait le Café dans son pays — que s'en étant rap-
» portée à cette communication qui n'était autre que le
» procédé de joindre plus ou moins de Mélasse au Café
» en le brûlant, elle avait bientôt obtenu une telle vogue
» par la bonté de son Café, qu'elle avait eu chaque jour
» toute la Ville à servir — qu'enfin les avantages qu'elle
» retirait du poids, et bien plus la vogue que lui attirait
» l'excellente qualité, lui avaient fourni les moyens,
» non-seulement de rebâtir sa maison et d'élever toute
» sa famille, mais encore de laisser en mourant une somme
» en bénéfice clair et net de dix mille francs. »

» Fait à Châlons-sur-Marne, ce 7 Juin 1808. Signé
» veuve VALLÉ, concierge de la Maison d'Arrêt en ladite
» Ville. »

L'impartialité avec laquelle nous avons réuni et présenté
toutes les opinions, nous oblige de reconnaître dans les
faits énoncés par cette déclaration plusieurs points de
doctrine et de pratique importans, qui n'ont pas encore
été produits. M. Quatremère, dans les expériences qui
ont été faites par lui ou en sa présence, a toujours
employé la torréfaction à feu ouvert dans une poêle de
fer ou de terre. C'est apparemment ainsi qu'il l'a vu pra-
tiquer constamment, soit chez les simples particuliers,
soit dans les maisons des personnages éminens qu'il a
été à même de fréquenter en Italie. Mais le jeune Détenu
a ajouté, ce nous semble, un point de pratique bien important et bien propre à étendre la nouvelle torréfaction,
en prouvant qu'on pouvait également l'opérer à feu clos,
et dans un cylindre fermé; c'est-à-dire, dans l'appareil
le plus généralement répandu tant en petit qu'en grand.
M. Quatremère prescrit de verser la Mélasse par un épan-
chement lent; et le jeune Détenu l'a versé à plusieurs
reprises. Ne pourrait-on pas dire que le second procédé
est plus commode, surtout moins fatiguant que le premier? Quoiqu'il en soit, nous profitons de l'examen comparé des deux expériences, quant aux articles principaux
si complétement identiques, si parfaitement semblables,
pour recommander d'une manière plus précise que nous
ne l'avons fait, de ne pas ajouter la Mélasse avant que
le Café ne commence à jaunir et à pétiller; de ne la
verser que très-lentement ou à nombre de reprises; mais
surtout de ne regarder l'opération comme finie, que lorsque
l'odeur de la Mélasse commence à être remplacée par

celle du Café, et lorsque les grains de celui-ci commencent à pétiller de nouveau. (*)

Nous profitons enfin, et avec plus d'empressement encore, de la circonstance qui nous a remis la plume à la main, pour faire observer que si la livre de Café vert était à quatre francs et dix sous lorsque les précédentes épreuves ont été faites, la même livre est aujourd'hui à six francs, par conséquent l'once brûlée et moulue à dix sous. Des Officiers Polonais et Prussiens ont de plus avis que *le Café, dans leur pays, est à neuf francs, le sucre à huit;* ce qui rend la nouvelle torréfaction exactement double en valeur et en à propos de ce qu'elle était, lorsqu'ils nous aidèrent à calculer que M. Quatremère-Disjonval faisait un présent annuel de cent millions au Continent, en même temps qu'il enlevait un capital de pareille somme aux Anglais (**).

(*) Le Café ainsi brûlé étant beaucoup plus pourvu de parties actives, vu qu'il n'a subi aucune évaporation, demande à être enfermé, soit en grains, soit moulu, au moins, avec autant de précautions que le Tabac râpé; sans quoi l'humidité de l'air se recombine avec la partie sucrée, et l'altère.

(**) Nous céderons toujours sans restriction, comme sans regret, au sentiment d'équité qui veut qu'on sache surtout gré à M. Quatremère de la quotité prodigieuse en numéraire, que sa communication aussi hâtive que libérale restitue ou conserve au Continent, depuis plus de dix mois. Mais il nous semble que cette partie de son bienfait sera sujette à décroître, en raison du bonheur avec lequel le Gouvernement démasquera les Accapareurs, et surtout avancera l'œuvre de la Pacification générale. Quant à la conservation des quatre onces de la partie la plus précieuse de chaque livre de Café, qu'on a perdues jusqu'à présent; voilà un bienfait que nulle révolution Politique ne changera, et qui, comme l'amélioration des Laines, ira nous faire des Alliés jusque chez nos Ennemis.

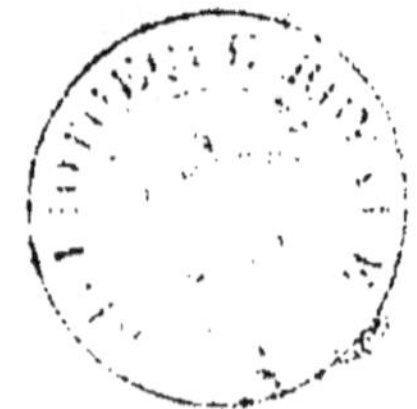